Paleo kuchařka 2023
Odlehčené, ale chutné jídla pro zdravý životní styl

Patrik Dobeš

Index

Grilované filetové steaky s nastrouhanou kořenovou zeleninou 9
Asijské resty s hovězím masem a zeleninou 11
Steaky z cedrového dřeva s asijskou pomazánkou a salátem coleslaw 13
Tritip steaky smažené na pánvi s květákovou peperonatou 16
Grilované steaky au Poivre s houbovou omáčkou a dijonem 18
steaky 18
Dip   18
Grilované steaky se salsou salátem a karamelizovanou cibulkou 21
steaky 21
zálivka 21
karamelizovaná cibule 22
Grilovaná žebra s bylinkovou cibulkou a česnekovým "máslem" 24
Ribeye salát s grilovanou řepou 26
Žebra na korejský způsob s restovaným zázvorovým zelím 28
Hovězí krátká žebra s citrusovým a fenyklovým gremolato 31
Žebra 31
Pečená dýně 31
Gremolata 31
Masové koláče na švédský způsob s okurkou a hořčičným salátem 34
Okurkový salát 34
Masové empanády 34
Grilované hovězí burgery na rukole s restovanou kořenovou zeleninou 38
Grilované hovězí burgery s rajčaty v sezamové krustě 41
Burgery na špejli s omáčkou Baba Ghanoush 43
Uzená plněná sladká paprika 45
Bison burgery s kabernetovou cibulí a rukolou 48
Bizon a jehněčí bochník na mangoldu a sladkých bramborách 51
Restované bizonové karbanátky s jablkem a rybízem s cuketovou pappardelle 54
masové koule 54
Jablečná a rybízová omáčka 54
Cuketové pappardelle 55

Bison Porcini Bolognese s pečenými česnekovými špagetami 57
bizon chili con carne 60
Marocké kořeněné bizonové steaky s grilovanými citrony 62
Nastrouhaný bizon steak s provensálskými bylinkami 64
Bizoni žebra dušená v kávě s mandarinkovou gremolatou a pyré z celerového kořene 66
Marináda 66
dusit 66
vývar z hovězích kostí 69
Tuniská kořeněná vepřová plec s pikantními hranolky 71
Vepřové 71
Brambůrky 71
Kubánská grilovaná vepřová plec 74
Pikantní italská vepřová pečeně se zeleninou 77
Vepřová panenka v pomalém hrnci 79
Dušené vepřové maso a dýně s kmínem 82
Vrchní svíčková plněná ovocem s brandy omáčkou 84
hovězí pečeně 84
brandy omáčka 84
Vepřová pečeně na způsob Porchetta 87
Dušený vepřový řízek s tomatillo 89
Vepřový řízek plněný meruňkami 91
Vepřový řízek v bylinkové krustě s křupavým česnekovým olejem 93
Indické kořeněné vepřové maso s kokosovou omáčkou 95
Vepřové escalopini s jablky a pikantními kaštany 96
Smažené vepřové Fajitas 99
Vepřový řízek s portským vínem a sušenými švestkami 101
Vepřové poháry ve stylu Moo Shu na zeleném salátu s rychlou nakládanou zeleninou 103
nakládaná zelenina 103
Vepřové 103
Vepřové kotlety s makadamovými ořechy, šalvějí, fíky a batátovým pyré 105
Vepřové kotlety zapečené s rozmarýnem a levandulí, s hrozny a praženými vlašskými ořechy 107
Vepřové kotlety alla Fiorentina s pečenou brokolicí Rabe 109
Escarole plněné vepřové kotlety 112

Uzená žebra s jablkovou a hořčičnou mop omáčkou 115
Žebra 115
Dip   115
Grilovaná vepřová žebírka s čerstvým ananasovým salátem 118
pikantní vepřový guláš 120
guláš 120
Zelí   120
Italská klobása Marinra karbanátky s nakrájeným fenyklem a restovanou cibulkou 122
masové koule 122
Marinara 122
Cuketové lodičky plněné vepřovým masem s bazalkou a piniovými oříšky 125
Vepřové nudlové misky a ananasové kari s kokosovým mlékem a bylinkami 127
Pikantní grilované vepřové empanády s pikantním okurkovým salátem 129
Cuketová krustová pizza s pestem ze sušených rajčat, sladkou paprikou a italskou klobásou 131
Jehněčí kýta uzená s citronem a koriandrem s grilovaným chřestem 134
Jehněčí horký hrnec 136
Jehněčí guláš s celerovými nudlemi 139
Jehněčí kotlety s pikantní omáčkou z granátového jablka a datlí 141
Chutney 141
Jehněčí žebra 141
Chimichurri Jehněčí hřbet s pečenou ředkvičkou 143
Jehněčí kotletky marinované v ančovičkách a šalvějí s mrkví a remuládou ze sladkých brambor 145
Jehněčí burgery plněné ze zahrádky s coulis z červené papriky 147
coulis z červené papriky 147
Burgery 147
Jehněčí špízy s dvojitým oreganem a omáčkou tzatziky 151
jehněčí špízy 151
tzatziki omáčka 151
Grilované kuře se šafránem a citronem 153
Pečené kuře s jicama salátem 155
kuře 155
Zelný salát 155
Grilované kuřecí čtvrtky s vodkou, mrkví a rajčatovou omáčkou 158

Poulet Rôti a Rutabaga Frites 160
Coq au Vin ze tří hub s pažitkovým pyré 162
Broskvové brandy glazované tyčinky 165
Broskvová a brandy glazura 165
Chilské marinované kuře s mangem a melounovým salátem 167
kuře 167
Salát 167
Kuřecí stehna na způsob tandoori s okurkovou raitou 170
kuře 170
Kumara Raito 170
Kuřecí kari dušené s kořenovou zeleninou, chřestem a zeleným jablkem s mátou
.... 172
Salát z grilovaného kuřecího paillardu s malinami, červenou řepou a opečenými mandlemi 174
Kuřecí prsa plněná brokolicí s omáčkou z čerstvých rajčat a caesar salátem 177
Grilované kuřecí shawarma wrapy s pikantní zeleninou a piniovým dresinkem .. 180
Pečená kuřecí prsa se žampiony, květák s česnekovou kaší a pečeným chřestem 182
Kuřecí polévka na thajský způsob 184
Lemon Sage Grilované kuře s Escarole 186
Kuře s jarní cibulkou, řeřichou a ředkvičkami 189
Kuřecí Tikka Masala 191
Ras el Hanout kuřecí stehna 194
Kuřecí stehna marinovaná v karambole na dušeném špenátu 196
Kuřecí a poblano kapustové tacos s majonézou Chipotle 198
Kuřecí guláš s baby karotkou a bok choy 200
Kuřecí restování s kešu, pomerančem a sladkou paprikou na hlávkovém salátu .. 202
Vietnamské kuře s kokosem a citronovou trávou 204
Salát z grilovaného kuřecího masa a jablek 207
Toskánská kuřecí polévka s proužky kapusty 209
Kuřecí Larb 211
Kuřecí burgery s kešu omáčkou Szechwan 213
Kešu omáčka sečuánská 213
Turecké kuřecí zábaly 215
Cornish španělské slepice 217
Kachní prsa s granátovým jablkem a salátem Jícama 219

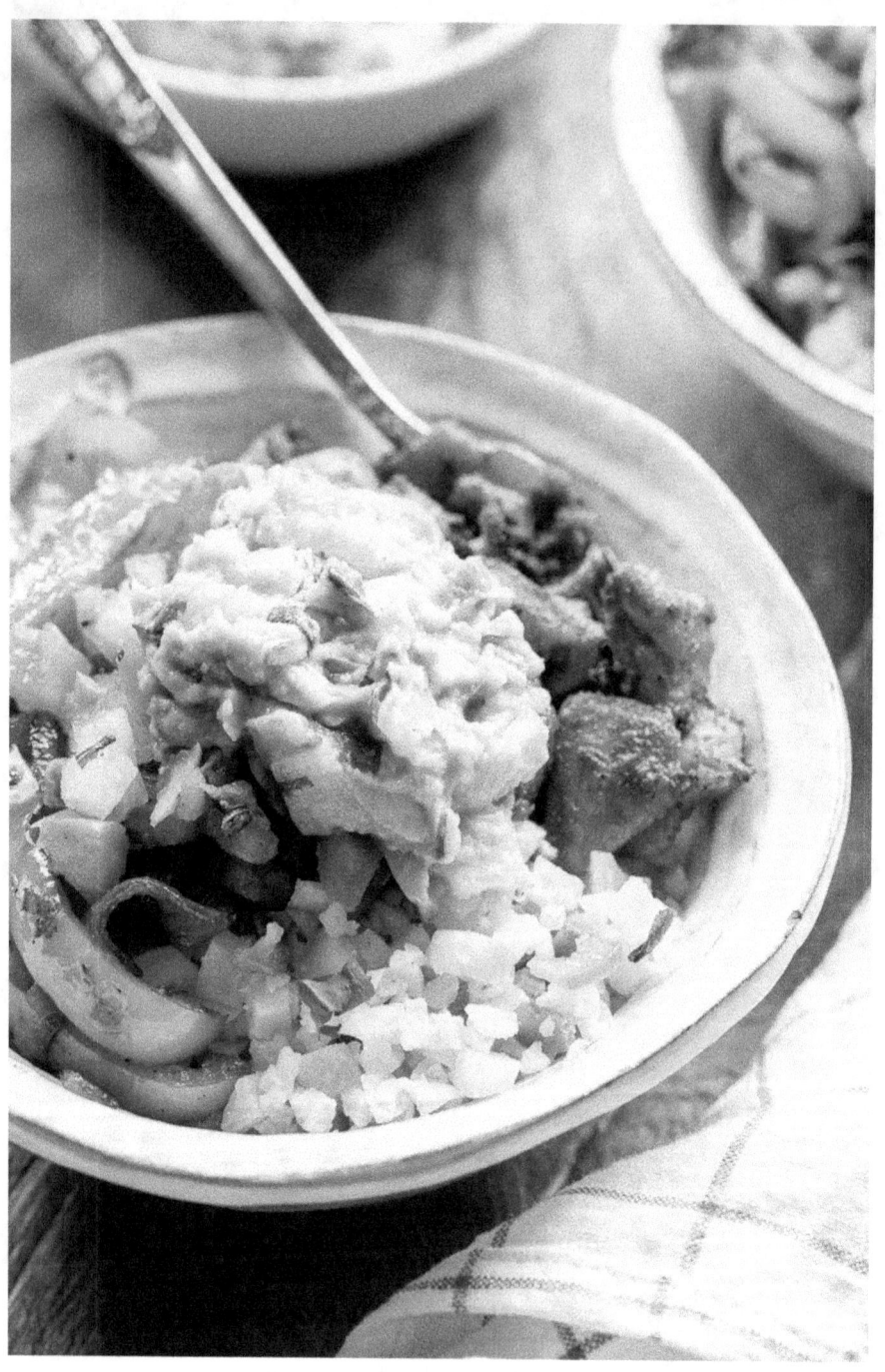

GRILOVANÉ FILETOVÉ STEAKY S NASTROUHANOU KOŘENOVOU ZELENINOU

DOMÁCÍ PRÁCE: 20 minut odpočinek: 20 minut Gril: 10 minut odpočinek: 5 minut Výtěžnost: 4 porce

ZADNÍ FILETY MAJÍ VELMI JEMNOU TEXTURU, A MALÝ PROUŽEK TUKU NA JEDNÉ STRANĚ STEAKU BUDE NA GRILU KŘUPAVÝ A ZAKOUŘENÝ. MŮJ ZPŮSOB UVAŽOVÁNÍ O ŽIVOČIŠNÉM TUKU SE OD MÉ PRVNÍ KNIHY ZMĚNIL. POKUD SE BUDETE DRŽET ZÁKLADŮ PALEO DIET® A BUDETE UDRŽOVAT NASYCENÉ TUKY MEZI 10 A 15 PROCENTY DENNÍCH KALORIÍ, NEZVÝŠÍTE RIZIKO SRDEČNÍCH ONEMOCNĚNÍ A VE SKUTEČNOSTI MŮŽE BÝT OPAK PRAVDOU. NOVÉ INFORMACE NAZNAČUJÍ, ŽE ZVÝŠENÍ LDL CHOLESTEROLU MŮŽE VE SKUTEČNOSTI SNÍŽIT SYSTÉMOVÝ ZÁNĚT, RIZIKOVÝ FAKTOR PRO SRDEČNÍ ONEMOCNĚNÍ.

- 3 lžíce extra panenského olivového oleje
- 2 lžíce nastrouhaného čerstvého křenu
- 1 lžička jemně nastrouhané pomerančové kůry
- ½ lžičky mletého kmínu
- ½ lžičky černého pepře
- 4 steaky (také nazývané svíčková), nakrájené na plátky silné asi 1 cm
- 2 střední pastinák, oloupaný
- 1 velký sladký brambor, oloupaný
- 1 střední tuřín, oloupaný
- 1 nebo 2 nadrobno nakrájené šalotky
- 2 stroužky prolisovaného česneku
- 1 lžíce čerstvého tymiánu, nakrájeného na proužky

1. V malé misce smíchejte 1 lžíci oleje, křen, pomerančovou kůru, kmín a ¼ lžičky pepře. Směsí potřete filety; přikryjeme a necháme 15 minut stát při pokojové teplotě.

2. Mezitím na hašiš na struhadle nebo kuchyňském robotu se strouhacím nožem nasekejte pastinák, batáty a tuřín. Umístěte nakrájenou zeleninu do velké mísy; přidáme šalotku. V malé misce smíchejte zbývající 2 lžíce oleje, zbývající ¼ lžičky pepře, česneku a tymiánu. Posypte zeleninu; promícháme, aby se dobře promíchalo. Přeložte 36 x 18palcový kus odolné hliníkové fólie na polovinu a vytvořte dvojitou silnou hliníkovou fólii o rozměrech 18 x 18 palců. Umístěte zeleninovou směs do středu fólie; zvedněte protilehlé okraje fólie a uzavřete přehybem. Zbývající okraje přehněte tak, aby byla zelenina zcela uzavřena, a ponechte prostor pro shromažďování páry.

3. U grilu na dřevěné uhlí nebo plynového grilu položte steaky a alobal přímo na gril na mírné teplo. Steaky přikryjte a pečte 10 až 12 minut pro střední (145 °F) nebo 12 až 15 minut pro střední (160 °F), v polovině grilování je otočte. Paket grilujte 10 až 15 minut nebo dokud zelenina nezměkne. Steaky necháme 5 minut odpočinout, zatímco se zelenina opéká. Zeleninovou kaši rozdělte na čtyři servírovací talíře; nahoře s filety.

ASIJSKÉ RESTY S HOVĚZÍM MASEM A ZELENINOU

DOMÁCÍ PRÁCE:30 minut Doba vaření: 15 minut Výtěžnost: 4 porce

FIVE SPICE POWDER JE SMĚS KOŘENÍ BEZ SOLI.ČASTO POUŽÍVANÉ V ČÍNSKÉ KUCHYNI. SKLÁDÁ SE ZE STEJNÝCH DÍLŮ MLETÉ SKOŘICE, HŘEBÍČKU, SEMÍNEK FENYKLU, BADYÁNU A SEČUÁNSKÉHO PEPŘE.

- 1½ libry vykostěné hovězí svíčkové nebo vykostěného kulatého steaku, nakrájeného na plátky silné 1 palec
- 1½ čajové lžičky prášku z pěti koření
- 3 lžíce rafinovaného kokosového oleje
- 1 malá červená cibule, nakrájená na tenké plátky
- 1 malý svazek chřestu (asi 12 uncí), oříznutý a nakrájený na 3-palcové kousky
- 1½ šálku julienned oranžové a/nebo žluté mrkve
- 4 stroužky česneku, nakrájené
- 1 lžička jemně nastrouhané pomerančové kůry
- ¼ šálku čerstvé pomerančové šťávy
- ¼ šálku vývaru z hovězích kostí (viz recept) nebo hovězí vývar bez přidané soli
- ¼ šálku bílého vinného octa
- ¼ až ½ lžičky drcené červené papriky
- 8 šálků strouhaného zelí napa
- ½ šálku pražených nesolených loupaných mandlí nebo hrubě nasekaných nesolených kešu ořechů (viz tip na straně 57)

1. Pokud chcete, maso pro snadnější krájení částečně zmrazte (asi 20 minut). Maso nakrájejte na velmi tenké

plátky. Ve velké misce smíchejte hovězí maso a prášek z pěti koření. Ve velkém woku nebo velmi velké pánvi rozehřejte 1 lžíci kokosového oleje na středně vysokou teplotu. Přidejte polovinu masa; vařte a míchejte 3 až 5 minut nebo do zhnědnutí. Maso přendejte do mísy. Opakujte se zbylým masem a další lžící oleje. Maso dejte do mísy s ostatním vařeným masem.

2. Do stejného woku přidejte zbývající 1 lžíci oleje. Přidejte cibuli; vaříme a mícháme 3 minuty. Přidejte chřest a mrkev; vařte a míchejte 2 až 3 minuty, nebo dokud nebude zelenina křupavá. Přidejte česnek; vaříme a mícháme další 1 minutu.

3. Na omáčku smíchejte v malé misce pomerančovou kůru, pomerančovou šťávu, vývar z hovězích kostí, ocet a drcenou červenou papriku. Přidejte omáčku k zelenině ve woku a veškerému masu a šťávě v misce. Vařte a míchejte 1 až 2 minuty nebo dokud se nezahřeje. Pomocí děrované lžíce přendejte hovězí zelí do velké mísy. Přikryjte, aby zůstaly teplé.

4. Omáčku vařte odkrytou na středním plameni 2 minuty. Přidejte zelí; vařte a míchejte 1 až 2 minuty nebo dokud zelí nezměkne. Kapustu a šťávu z vaření rozdělte na čtyři servírovací talíře. Rovnoměrně posypeme masovou směsí. Posypeme vlašskými ořechy.

STEAKY Z CEDROVÉHO DŘEVA S ASIJSKOU POMAZÁNKOU A SALÁTEM COLESLAW

PONOŘIT:1 hodina přípravy: 40 minut na grilu: 13 minut odpočinek: 10 minut Výtěžek: 4 porce.

NAPA ZELÍ SE NĚKDY NAZÝVÁ ČÍNSKÉ ZELÍ.MÁ KRÁSNÉ VRÁSČITÉ KRÉMOVĚ ZBARVENÉ LISTY S JASNĚ ŽLUTOZELENÝMI ŠPIČKAMI. MÁ JEMNOU, HLADKOU CHUŤ A TEXTURU, ZCELA ODLIŠNOU OD VOSKOVÝCH LISTŮ ZELÍ, A NENÍ ŽÁDNÝM PŘEKVAPENÍM, ŽE JE PŘIROZENOU SOUČÁSTÍ ASIJSKÝCH JÍDEL.

1 velké cedrové prkno
¼ unce sušených hub shiitake
¼ šálku oleje z vlašských ořechů
2 lžičky mletého čerstvého zázvoru
2 lžičky drcené červené papriky
1 lžička drceného sečuánského pepře
¼ čajové lžičky prášku z pěti koření
4 stroužky česneku, nakrájené
4 4- až 5-uncové steaky ze svíčkové, nakrájené na plátky o tloušťce ¾ až 1 palec
Asijské zelí (viz recept, níže)

1. Umístěte grilovací desku do vody; zhubnout a namočit alespoň 1 hodinu.

2. Mezitím na asijskou pomazánku zalijte sušené houby shiitake v malé misce vroucí vodou, nechte 20 minut sedět, aby se rehydratoval. Houby sceďte a vložte do kuchyňského robotu. Přidejte ořechový olej, zázvor,

drcenou červenou papriku, sečuánský pepř, prášek z pěti koření a česnek. Zakryjte a zpracujte, dokud nejsou houby nakrájené a ingredience spojeny; dát stranou.

3. Vypusťte grilovací desku. U grilu na dřevěné uhlí umístěte uhlíky po obvodu grilu na mírný oheň. Umístěte desku na gril přímo nad uhlíky. Přikryjte a grilujte 3 až 5 minut, nebo dokud nezačne praskat a kouřit. Umístěte steaky na gril přímo nad žhavé uhlíky; grilujte 3 až 4 minuty nebo do zpálení. Přendejte steaky na prkénko, opečenou stranou nahoru. Umístěte desku do středu grilu. Asijskou omáčku rozdělte mezi steaky. Přikryjte a grilujte 10 až 12 minut nebo dokud teploměr s okamžitým odečtem vodorovně vložený do steaků neukáže 130 °F. (U plynového grilu předehřejte gril. Snižte teplotu na střední. Položte okapanou desku na rošt, přikryjte a grilujte 3 až 5 minut nebo dokud deska nezačne praskat a kouřit. Filety umístěte na gril na 3 až 4 minuty nebo dokud nebudou filety položeny na prkénko, opečenou stranou nahoru. Nastavte gril na nepřímé vaření; položte desku s filety na zhasnutý hořák. Pomazánku namažte na steaky. Přikryjte a grilujte 10 až 12 minut nebo dokud teploměr s okamžitým odečtem vodorovně vloženým do filetů neukáže 130 °F.) Nastavte rošt na nepřímé vaření; položte desku s filety na zhasnutý hořák. Pomazánku namažte na steaky. Přikryjte a grilujte 10 až 12 minut nebo dokud teploměr s okamžitým odečtem vodorovně vloženým do filetů neukáže 130 °F.) Nastavte rošt na nepřímé vaření; položte desku s filety na zhasnutý hořák. Pomazánku namažte na steaky. Přikryjte a

grilujte 10 až 12 minut, nebo dokud se do filetů vodorovně nezasune teploměr s okamžitým odečítáním

4. Vyjměte steaky z grilu. Steaky volně přikryjte fólií; necháme 10 minut odpočinout. Steaky nakrájejte na ¼ palce silné plátky. Steak podávejte s asijským salátem.

Asijský salát: Do velké mísy vhoďte 1 středně hlávkové zelí napa, nakrájené na tenké plátky; 1 šálek jemně nastrouhaného červeného zelí; 2 mrkve, oloupané a oloupané; 1 červená nebo žlutá paprika, zbavená semínek a nakrájená na velmi tenké plátky; 4 jarní cibulky, nakrájené na drobno; 1 až 2 serrano papriky, zbavené semínek a nakrájené (viz<u>sklon</u>); 2 polévkové lžíce nasekaného koriandru; a 2 lžíce mleté máty. Na dresink smíchejte v kuchyňském robotu nebo mixéru 3 lžíce čerstvé citronové šťávy, 1 lžíci nastrouhaného čerstvého zázvoru, 1 nasekaný stroužek česneku a ⅛ lžičky prášku z pěti koření. Zakryjte a zpracujte do hladka. Při běžícím procesoru postupně přidávejte ½ šálku oleje z vlašských ořechů a mixujte do hladka. Do zálivky přidáme 1 na tenké plátky nakrájenou jarní cibulku. Pokapejte salát a promíchejte.

TRITIP STEAKY SMAŽENÉ NA PÁNVI S KVĚTÁKOVOU PEPERONATOU

DOMÁCÍ PRÁCE: 25 minut Doba vaření: 25 minut Výtěžnost: 2 porce

PEPERONATA JE TRADIČNĚ POMALU PEČENÉ RAGU. SLADKÁ PAPRIKA S CIBULÍ, ČESNEKEM A BYLINKAMI. TATO RYCHLÁ SMAŽENÁ VERZE, VYDATNĚJŠÍ S KVĚTÁKEM, FUNGUJE I JAKO PŘÍLOHA.

- 2 4- až 6-uncové tri-tip steaky, nakrájené na plátky o tloušťce ¾ až 1 palec
- ¾ lžičky černého pepře
- 2 lžíce extra panenského olivového oleje
- 2 červené a/nebo žluté papriky, zbavené semínek a nakrájené na plátky
- 1 šalotka, nakrájená na tenké plátky
- 1 lžička středomořského koření (viz recept)
- 2 šálky malých růžic květáku
- 2 lžíce balzamikového octa
- 2 lžičky čerstvého tymiánu, nakrájeného na proužky

1. Steaky osušte papírovými utěrkami. Posypte filety ¼ lžičky černého pepře. Zahřejte 1 lžíci oleje ve velké pánvi na středně vysokou teplotu. Přidejte filety do pánve; snížit teplo na střední. Steaky vařte 6 až 9 minut na mírném ohni (145 °F), občas je otočte. (Pokud maso zhnědne příliš rychle, snižte teplotu.) Filety vyjměte z pánve; volně přikryjte fólií, aby zůstaly teplé.

2. Na peperonatu přidejte do pánve zbývající 1 lžíci oleje. Přidejte papriku a šalotku. Posypeme středomořským kořením. Vařte na středním plameni asi 5 minut nebo dokud papriky nezměknou, občas promíchejte. Přidejte květák, balzamikový ocet, tymián a zbývající ½ lžičky černého pepře. Přikryjte a za občasného míchání vařte 10 až 15 minut nebo dokud květák nezměkne. Vraťte filety do pánve. Peperonátovou směsí přelijeme filety. Ihned podávejte.

GRILOVANÉ STEAKY AU POIVRE S HOUBOVOU OMÁČKOU A DIJONEM

DOMÁCÍ PRÁCE: 15 minut Doba vaření: 20 minut Výtěžnost: 4 porce

TENTO FRANCOUZSKÝ STEAK S HOUBOVOU OMÁČKOU MŮŽE BÝT NA STOLE ZA NĚCO MÁLO PŘES 30 MINUT, COŽ Z NĚJ DĚLÁ SKVĚLOU VOLBU PRO RYCHLÉ TÝDENNÍ VEČERNÍ JÍDLO.

STEAKY
- 3 lžíce extra panenského olivového oleje
- 1 libra mladého chřestu, nakrájeného na plátky
- 4 6-uncové rackové steaky (hovězí plec bez kostí) *
- 2 lžíce čerstvého rozmarýnu nakrájeného na proužky
- 1½ lžičky mletého černého pepře

DIP
- 8 uncí nakrájených čerstvých hub
- 2 stroužky prolisovaného česneku
- ½ šálku vývaru z hovězích kostí (viz recept)
- ¼ šálku suchého bílého vína
- 1 lžíce dijonské hořčice (viz recept)

1. Zahřejte 1 lžíci oleje ve velké pánvi na středně vysokou teplotu. Přidejte chřest; vařte 8 až 10 minut nebo dokud nebudou křupavé, občas stonky otočte, aby se nepřipálily. Umístěte chřest na talíř; Zakryjte hliníkovou fólií, aby zůstala teplá.

2. Filety posypeme rozmarýnem a pepřem; třete prsty. Ve stejné pánvi rozehřejte zbývající 2 lžíce oleje na středně

vysokou teplotu. Přidejte filé; snížit teplo na střední. Vařte 8 až 12 minut na mírném ohni (145 °F), občas maso otočte. (Pokud maso hnědne příliš rychle, snižte teplotu.) Vyjměte maso z pánve, tuk si ponechte. Filety volně zakryjte hliníkovou fólií, aby zůstaly teplé.

3. Na omáčku přidejte do tuku na pánvi houby a česnek; vaříme do měkka, občas promícháme. Přidejte vývar, víno a dijonskou hořčici. Vařte na středním plameni, seškrábejte všechny zhnědlé kousky na dně pánve. Přivést k varu; vařte ještě 1 minutu.

4. Rozdělte chřest na čtyři ploché talíře. Nahoře s filety; filety přelijeme omáčkou.

*Poznámka: Pokud nemůžete najít 6-uncové ploché steaky, kupte si dva 8-12-uncové steaky a nakrájejte je na polovinu, abyste vytvořili čtyři steaky.

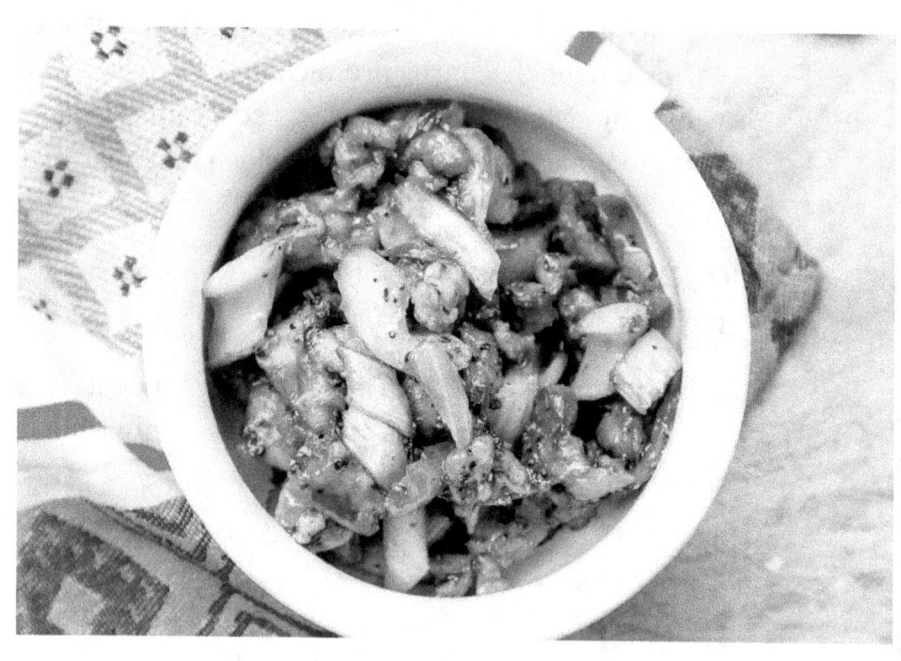

GRILOVANÉ STEAKY SE SALSOU SALÁTEM A KARAMELIZOVANOU CIBULKOU

DOMÁCÍ PRÁCE: 30 minut Marinování: 2 hodiny Pečení: 20 minut Chlazení: 20 minut Grilování: 45 minut Výtěžnost: 4 porce

GRILOVANÝ STEAK JE RELATIVNĚ NOVÝ. STŘIH VYVINUTÝ TEPRVE PŘED NĚKOLIKA LETY. VYŘEZANÝ ZE SLANÉ ČÁSTI HLAVY U LOPATKY JE PŘEKVAPIVĚ JEMNÝ A CHUTNÁ MNOHEM DRÁŽ NEŽ JE, COŽ PRAVDĚPODOBNĚ VYSVĚTLUJE JEHO RYCHLÝ VZESTUP POPULARITY.

STEAKY
- ⅓ šálku čerstvé limetkové šťávy
- ¼ šálku extra panenského olivového oleje
- ¼ šálku nahrubo nasekaného koriandru
- 5 nasekaných stroužků česneku
- 4 6-uncové rackové steaky (vykostěné hovězí plec)

ZÁLIVKA
- 1 okurka (anglická), bez pecek (v případě potřeby oloupaná), nakrájená na kostičky
- 1 šálek nakrájených hroznových rajčat
- ½ šálku nakrájené červené cibule
- ½ šálku nahrubo nasekaného koriandru
- 1 paprika poblano, zbavená semínek a nakrájená na kostičky (viz sklon)
- 1 jalapeño, se semínky a nasekané (viz sklon)
- 3 lžíce čerstvé citronové šťávy
- 2 lžíce extra panenského olivového oleje

KARAMELIZOVANÁ CIBULE

2 lžíce extra panenského olivového oleje
2 velké sladké cibule (například Maui, Vidalia, Texas Sweet nebo Walla Walla)
½ lžičky mletých chipotle chilli

1. U steaků vložte steaky v uzavíratelném plastovém sáčku do mělké misky; dát stranou. V malé misce smíchejte citronovou šťávu, olej, koriandr a česnek; přelijeme filety v sáčku. Zavřete sáček; otočením stiskněte Nechte 2 hodiny marinovat v lednici.

2. Na salát smíchejte ve velké míse okurky, rajčata, cibuli, koriandr, poblano a jalapeño. Míchejte, aby se spojily. Na dresink smíchejte v malé misce citronovou šťávu a olivový olej. Zeleninu přelijte zálivkou; hodit na kabát. Přikryjte a chlaďte až do podávání.

3. Pro cibuli předehřejte troubu na 400° F. Potřete vnitřek holandské trouby trochou olivového oleje; dát stranou. Cibuli rozkrojte podélně napůl, odstraňte slupku a poté nakrájejte příčně na ¼ palce silné plátky. Smíchejte zbývající olivový olej, cibuli a pepř v holandské troubě. Přikryjeme a pečeme 20 minut. Odkryjeme a necháme asi 20 minut vychladnout.

4. Vychladlou cibuli vložte do pečicí fólie nebo cibuli zabalte do dvojité silné fólie. Horní část fólie propíchněte na několika místech špejlí.

5. U grilu na dřevěné uhlí umístěte dřevěné uhlí po obvodu grilu na střední teplotu. Zkuste to na středním ohni nad středem grilu. Umístěte balíček do středu stojanu. Přikryjte a opékejte asi 45 minut, nebo dokud cibule

nezměkne a nebude mít jantarovou barvu. (U plynového grilu předehřejte gril. Snižte teplotu na střední. Nastavte na nepřímé vaření. Položte balíček na zhasnutý hořák. Přikryjte a grilujte podle pokynů.)

6. Vyjměte filety z marinády; marinádu vyhoďte. U grilu na dřevěné uhlí nebo plynového grilu položte steaky přímo na gril na středně vysokou teplotu. Přikryjte a grilujte 8 až 10 minut nebo dokud teploměr s okamžitým odečtem vodorovně vložený do steaků neukáže 135 °F a jednou se otočí. Filety přendejte na talíř, zakryjte fólií a nechte 10 minut odpočívat.

7. Chcete-li podávat, rozdělte salsový salát na čtyři servírovací talíře. Na každý talíř naaranžujte jeden filet a posypte ho hojně karamelizovanou cibulí. Ihned podávejte.

Návod na přípravu: Salsa salát lze připravit a vychladit až 4 hodiny před podáváním.

GRILOVANÁ ŽEBRA S BYLINKOVOU CIBULKOU A ČESNEKOVÝM "MÁSLEM"

DOMÁCÍ PRÁCE:10 minut vaření: 12 minut chlazení: 30 minut grilování: 11 minut příprava: 4 porce

TEPLO ČERSTVĚ GRILOVANÝCH STEAKŮ TAJEKOPEČKY KARAMELIZOVANÉ CIBULE, ČESNEKU A BYLINEK SUSPENDOVANÉ V BOHATĚ OCHUCENÉ SMĚSI KOKOSOVÉHO OLEJE A OLIVOVÉHO OLEJE.

- 2 lžíce nerafinovaného kokosového oleje
- 1 malá cibule, rozpůlená a nakrájená na velmi tenké plátky (asi ¾ šálku)
- 1 stroužek česneku, nakrájený na velmi tenké plátky
- 2 lžíce extra panenského olivového oleje
- 1 lžíce čerstvé petrželky, nakrájené na proužky
- 2 lžičky čerstvého tymiánu, rozmarýnu a/nebo oregana, nastrouhaného
- 4 8- až 10-uncové hovězí žebírkové steaky, nakrájené na plátky silné 1 palec
- ½ lžičky čerstvě mletého černého pepře

1. Ve středním hrnci na mírném ohni rozpusťte kokosový olej. Přidejte cibuli; za občasného míchání vařte 10 až 15 minut nebo do lehkého zhnědnutí. Přidejte česnek; vařte o 2 až 3 minuty déle, nebo dokud cibule nezezlátne, za občasného míchání.

2. Přesuňte cibulovou směs do malé misky. Přidejte olivový olej, petrželku a tymián. Nechte chladit odkryté po dobu

30 minut nebo dokud není směs dostatečně pevná, aby po vyjmutí vytvořila kopec, občas promíchejte.

3. Filety mezitím posypeme pepřem. U grilu na dřevěné uhlí nebo plynového grilu položte steaky přímo na gril na střední teplotu. Přikryjte a grilujte 11 až 15 minut pro medium rare (145°F) nebo 14 až 18 minut pro medium rare (160°F), přičemž v polovině grilování jednou otočte.

4. Při podávání položte každý filet na servírovací talíř. Cibulovou směs ihned rovnoměrně rozprostřeme na filety.

RIBEYE SALÁT S GRILOVANOU ŘEPOU

DOMÁCÍ PRÁCE: 20 minut grilování: 55 minut doba odpočinku: 5 minut Výtěžnost: 4 porce

ZEMITÁ CHUŤ ŘEPY SE KRÁSNĚ PROLÍNÁSLADKOST POMERANČŮ A PRAŽENÝCH VLAŠSKÝCH OŘECHŮ DODÁVÁ TOMUTO HLAVNÍMU SALÁTU KŘUPAVOST, IDEÁLNÍ PRO STOLOVÁNÍ POD ŠIRÝM NEBEM ZA TEPLÉ LETNÍ NOCI.

- 1 libra středně zlaté a/nebo červené řepy, omytá, ořezaná a nakrájená na klínky
- 1 malá cibule, nakrájená na tenké kroužky
- 2 snítky čerstvého tymiánu
- 1 polévková lžíce extra panenského olivového oleje
- mletý černý pepř
- 2 8-uncové vykostěné rib-eye steaky, nakrájené na 3/4 palce silné
- 2 stroužky česneku, nakrájené na polovinu
- 2 lžíce středomořského koření (viz recept)
- 6 šálků míchaného salátu
- 2 pomeranče, oloupané, nakrájené a nahrubo nasekané
- ½ šálku nasekaných vlašských ořechů, opražených (viz sklon)
- ½ šálku světlého citrusového vinaigrettu (viz recept)

1. Do pekáče vložte snítky červené řepy, cibuli a tymián v alobalu. Pokapejte olejem a promíchejte; lehce posypeme mletým černým pepřem. U grilu na dřevěné uhlí nebo plynového grilu umístěte pánev do středu grilu. Zakryjte a grilujte 55 až 60 minut nebo dokud

nezměkne, když je propíchnete nožem, za občasného míchání.

2. Mezitím obě strany filetů potřeme odříznutými stranami česneku; posypeme středomořským kořením.

3. Přesuňte řepu do středu grilu, aby bylo místo pro steaky. Přidejte steaky přímo na gril na středním ohni. Přikryjte a grilujte 11 až 15 minut pro medium rare (145°F) nebo 14 až 18 minut pro medium rare (160°F), přičemž v polovině grilování jednou otočte. Vyjměte pánev a filety z grilu. Filety necháme 5 minut odpočinout. Snítky tymiánu vyhoďte z alobalu vyloženého plechu.

4. Steak nakrájejte šikmo na malé kousky. Zeleninu rozdělte na čtyři servírovací talíře. Navrch dejte nakrájený steak, červenou řepu, plátky cibule, nasekané pomeranče a vlašské ořechy. Zalijte citrusovým lehkým vínem.

ŽEBRA NA KOREJSKÝ ZPŮSOB S RESTOVANÝM ZÁZVOROVÝM ZELÍM

DOMÁCÍ PRÁCE: Vařte 50 minut: Pečte 25 minut: Chlaďte 10 hodin: Přes noc Výtěžnost: 4 porce

ZKONTROLUJTE, ZDA JE VÍKO VAŠÍ HOLANDSKÉ TROUBY VELMI DOBŘE SEDÍ, TAKŽE BĚHEM VELMI DLOUHÉ DOBY VAŘENÍ SE TEKUTINA Z VAŘENÍ NEVYPAŘÍ MEZEROU MEZI POKLICÍ A HRNCEM.

- 1 unce sušených hub shiitake
- 1½ šálku nasekané pažitky
- 1 asijská hruška, oloupaná, zbavená jádřinců a nakrájená na plátky
- 1 3palcový kousek čerstvého zázvoru, oloupaný a nasekaný
- 1 paprička serrano, nakrájená najemno (v případě potřeby bez semínek) (viz sklon)
- 5 stroužků česneku
- 1 polévková lžíce rafinovaného kokosového oleje
- 5 liber nevykostěných hovězích žeber
- čerstvě mletý černý pepř
- 4 šálky vývaru z hovězích kostí (viz recept) nebo hovězí vývar bez přidané soli
- 2 šálky nakrájených čerstvých hub shiitake
- 1 lžíce jemně nastrouhané pomerančové kůry
- ⅓ šálku čerstvé šťávy
- Dušené zázvorové zelí (viz recept, níže)
- Jemně nastrouhaná pomerančová kůra (volitelně)

1. Předehřejte troubu na 325° F. Vložte sušené houby shiitake do malé misky; přidejte tolik vroucí vody, abyste zakryli. Nechte působit asi 30 minut nebo dokud nebude rehydratovaný a hladký. Sceďte a namáčecí tekutinu uschovejte. Houby nakrájíme nadrobno. Vložte houby do malé misky; zakryjte a chlaďte, dokud nebude potřeba v kroku 4. Houby a tekutinu dejte stranou.

2. Na omáčku smíchejte v kuchyňském robotu jarní cibulku, asijskou hrušku, zázvor, serrano, česnek a odloženou tekutinu na namáčení hub. Zakryjte a zpracujte do hladka. Omáčku dejte stranou.

3. Zahřejte kokosový olej v 6-litrovém hrnci na středně vysokou teplotu. Žebra posypeme čerstvě mletým černým pepřem. Žebra opékejte po dávkách na rozpáleném kokosovém oleji asi 10 minut nebo do zhnědnutí ze všech stran a v polovině vaření otočte. Vraťte všechna žebra do hrnce; přidáme omáčku a hovězí vývar. Holandskou troubu zakryjte vzduchotěsným víkem. Pečte asi 10 hodin, nebo dokud maso není velmi měkké a odpadá od kosti.

4. Opatrně vyjměte žebra z omáčky. Umístěte žebra a omáčku do samostatných misek. Přikryjte a dejte přes noc do lednice. Po vychladnutí seberte tuk z povrchu omáčky a vyhoďte. Přiveďte omáčku k varu na vysoké teplotě; přidejte hydratované houby z kroku 1 a čerstvé houby. Vařte 10 minut, aby se omáčka zredukovala a chutě zesílily. Vraťte žebra do omáčky; dusíme do zahřátí. Přidejte 1 polévkovou lžíci pomerančové kůry a

pomerančový džus. Podávejte s dušeným zázvorovým zelím. Pokud chcete, posypte pomerančovou kůrou.

Dušené zázvorové zelí: Zahřejte 1 lžíci rafinovaného kokosového oleje ve velké pánvi na středně vysokou teplotu. Přidejte 2 polévkové lžíce mletého čerstvého zázvoru; 2 nasekané stroužky česneku; a drcenou červenou paprikou podle chuti. Vařte a míchejte, dokud nezavoní, asi 30 sekund. Přidejte 6 šálků nakrájené napa, kapusty nebo límcovité zeleniny a 1 asijskou hrušku, oloupanou, zbavenou jádřinců a nakrájenou na tenké plátky. Vařte a míchejte 3 minuty, nebo dokud zelí lehce nezvadne a hruška nezměkne. Přidejte ½ šálku neslazené jablečné šťávy. Přikryjte a vařte asi 2 minuty, dokud zelí nezměkne. Přidejte ½ šálku nakrájeného capesta a 1 polévkovou lžíci sezamových semínek.

HOVĚZÍ KRÁTKÁ ŽEBRA S CITRUSOVÝM A FENYKLOVÝM GREMOLATO

DOMÁCÍ PRÁCE:40 minut gril: 8 minut pomalé vaření: 9 hodin (nízká) nebo 4,5 hodiny (vysoká) Výtěžnost: 4 porce

GREMOLATA JE LAHODNÁ SMĚSPETRŽEL, ČESNEK A CITRONOVÁ KŮRA POSYPANÉ PŘES OSSO BUCCO, KLASICKÝ ITALSKÝ POKRM Z DUŠENÝCH TELECÍCH KÝT, ABY ROZJASNILY JEHO BOHATOU, MÁSLOVOU CHUŤ. S PŘIDÁNÍM POMERANČOVÉ KŮRY A ČERSTVÝCH LISTŮ FENYKLU UDĚLÁ TOTÉŽ S TĚMITO JEMNÝMI HOVĚZÍMI KRÁTKÝMI ŽEBRY.

ŽEBRA
- 2½ až 3 libry nevykostěných hovězích žeber
- 3 lžíce citronového koření (viz_recept_)
- 1 střední cibule fenyklu
- 1 velká cibule, nakrájená na velké měsíčky
- 2 šálky vývaru z hovězích kostí (viz_recept_) nebo hovězí vývar bez přidané soli
- 2 stroužky česneku, nakrájené na polovinu

PEČENÁ DÝNĚ
- 3 lžíce extra panenského olivového oleje
- 1 libra máslové dýně, oloupaná, zbavená semínek a nakrájená na ½-palcové kousky (asi 2 šálky)
- 4 lžičky čerstvého tymiánu, nakrájeného na proužky
- extra panenský olivový olej

GREMOLATA
- ¼ šálku nasekané čerstvé petrželky

2 lžíce mletého česneku

1½ lžičky jemně nastrouhané citronové kůry

1½ lžičky jemně nastrouhané pomerančové kůry

1. Žebra posypte citronovým bylinkovým kořením; maso lehce otřete prsty; dát stranou. Odstraňte listy fenyklu; rezerva pro Citrus a Fenykl Gremolata. Ořízněte a rozpůlte bulvu fenyklu.

2. U grilu na dřevěné uhlí umístěte uhlíky na mírný oheň na jednu stranu grilu. Zkuste mírný ohřev na straně grilu bez dřevěného uhlí. Umístěte žebra na stranu grilovacího roštu bez dřevěného uhlí; položte čtvrtky fenyklu a plátky cibule na rošt přímo nad uhlíky. Přikryjte a grilujte 8 až 10 minut, nebo dokud zelenina a žebra nezhnědnou, v polovině grilu otočte. (U plynového grilu předehřejte gril, snižte teplotu na střední. Nastavte na nepřímé vaření. Umístěte žebra na gril s vypnutým hořákem; položte fenykl a cibuli na gril se zapnutým hořákem. Přikryjte a grilujte podle pokynů.) Až dostatečně vychladnou, můžete držet je,

3. V pomalém hrnci o objemu 5 až 6 litrů smíchejte nakrájený fenykl a cibuli, vývar z hovězích kostí a česnek. Přidejte žebra. Přikryjte a vařte na nízkou teplotu 9 až 10 hodin nebo 4½ až 5 hodin na vysokou teplotu. Pomocí děrované lžíce přeneste žebra na talíř; Zakryjte hliníkovou fólií, aby zůstala teplá.

4. Mezitím na squash rozehřejte 3 lžíce oleje ve velké pánvi na středně vysokou teplotu. Přidejte dýni a 3 lžičky tymiánu a promíchejte, aby se dýně obalila. Umístěte dýni v jedné vrstvě na pánev a vařte bez míchání asi 3

minuty nebo do zhnědnutí na spodní straně. Otočte kousky dýně; vařte ještě asi 3 minuty nebo dokud ostatní strany nezhnědnou. Snižte teplo na minimum; přikryjte a vařte 10 až 15 minut nebo do změknutí. Posypte zbývající lžičkou čerstvého tymiánu; zakápněte extra panenským olivovým olejem.

5. Na gremolatu nakrájejte nadrobno tolik odložených fenyklových listů, abyste získali ¼ šálku. V malé misce smíchejte nasekané fenyklové listy, petržel, česnek, citronovou a pomerančovou kůru.

6. Posypte gremolata přes žebra. Podáváme s dýní.

MASOVÉ KOLÁČE NA ŠVÉDSKÝ ZPŮSOB S OKURKOU A HOŘČIČNÝM SALÁTEM

DOMÁCÍ PRÁCE:30 minut Doba vaření: 15 minut Výtěžnost: 4 porce

HOVĚZÍ À LA LINDSTROM JE ŠVÉDSKÝ HAMBURGERTRADIČNĚ OBALENÝ CIBULÍ, KAPARY A NAKLÁDANOU ČERVENOU ŘEPOU, PODÁVANÝ S OMÁČKOU A BEZ BUCHTY. TATO VERZE S KOŘENÍM NAHRAZUJE PEČENOU ŘEPU ZA SOLENOU NAKLÁDANOU ŘEPU A KAPARY A JE DOPLNĚNA SÁZENÝM VEJCEM.

OKURKOVÝ SALÁT

- 2 lžičky čerstvé pomerančové šťávy
- 2 lžičky bílého vinného octa
- 1 lžička dijonské hořčice (viz recept)
- 1 polévková lžíce extra panenského olivového oleje
- 1 velká (anglická) okurka bez pecek, oloupaná a nakrájená na plátky
- 2 lžíce nasekané pažitky
- 1 lžíce nasekaného čerstvého kopru

MASOVÉ EMPANÁDY

- 1 libra mletého hovězího masa
- ¼ šálku jemně nakrájené cibule
- 1 lžíce dijonské hořčice (viz recept)
- ¾ lžičky černého pepře
- ½ lžičky mletého nového koření
- ½ malé červené řepy, opečené, oloupané a najemno nakrájené*

2 lžíce extra panenského olivového oleje

½ šálku vývaru z hovězích kostí (viz recept) nebo hovězí vývar bez přidané soli

4 velká vejce

1 polévková lžíce nadrobno nasekané pažitky

1. Na okurkový salát smíchejte ve velké míse pomerančovou šťávu, ocet a dijonskou hořčici. Pomalu tenkým pramínkem přilévejte olivový olej a míchejte, dokud dresink mírně nezhoustne. Přidejte okurku, jarní cibulku a kopr; míchejte, dokud se nespojí. Přikryjte a chlaďte až do podávání.

2. Na hovězí placičky smíchejte ve velké míse mleté hovězí maso, cibuli, dijonskou hořčici, pepř a nové koření. Přidejte opečenou řepu a jemně promíchejte, aby se rovnoměrně zapracovala do masa. Ze směsi vytvarujte čtyři ½ palce silné placičky.

3. Zahřejte 1 lžíci olivového oleje ve velké pánvi na středně vysokou teplotu. Smažte hamburgery asi 8 minut nebo dokud vnější strana nezhnědne a nepropeče se (160°), jednou otočte. Placičky přendejte na talíř a volně přikryjte fólií, aby zůstaly teplé. Přidejte vývar z hovězích kostí a míchejte, abyste seškrábli všechny zhnědlé kousky ze dna pánve. Vařte asi 4 minuty nebo dokud se nezredukuje na polovinu. Placičky potřete redukovanou šťávou z pánve a znovu volně přikryjte.

4. Opláchněte pánev a otřete ji papírovou utěrkou. Zahřejte zbývající 1 lžíci olivového oleje na středním plameni. Vejce smažte na rozpáleném oleji 3 až 4 minuty, nebo dokud bílky neztuhnou a žloutky měkké a tekuté.

5. Do každé masové placičky vložte vejce. Posypeme pažitkou a podáváme s okurkovým salátem.

*Tip: pokud chcete upéct řepu, dobře ji omyjte a položte na kus alobalu. Pokapejte trochou olivového oleje. Zabalte do fólie a pevně uzavřete. Pečte v troubě vyhřáté na 375 °F asi 30 minut, nebo dokud se řepa snadno propíchne vidličkou. Nechat vychladnout; sklouzne z kůže. (Rosa lze péct až 3 dny předem. Oloupanou pečenou řepu dobře zabalte a uložte do lednice.)

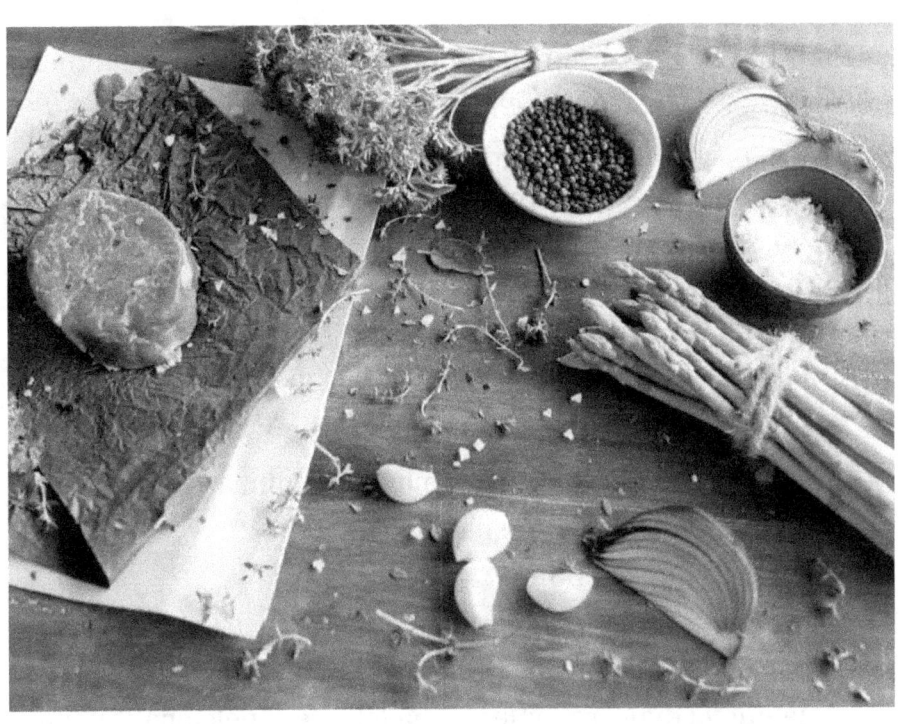

GRILOVANÉ HOVĚZÍ BURGERY NA RUKOLE S RESTOVANOU KOŘENOVOU ZELENINOU

DOMÁCÍ PRÁCE:Vaření 40 minut: 35 minut Pečení: 20 minut
Výtěžek: 4 porce

EXISTUJE MNOHO PŘEDMĚTŮSESTAVENÍ TĚCHTO VYDATNÝCH BURGERŮ CHVÍLI TRVÁ, ALE TA NEUVĚŘITELNÁ KOMBINACE CHUTÍ ZA TU NÁMAHU STOJÍ: HOVĚZÍ PLACIČKA PŘELITÁ KARAMELIZOVANOU CIBULKOU A HOUBOVOU OMÁČKOU A PODÁVANÁ S PEČENOU SLADKOU ZELENINOU A RUKOLOU.

- 5 lžic extra panenského olivového oleje
- 2 šálky nakrájených čerstvých hub, cremini a/nebo shiitake
- 3 žluté cibule, nakrájené na tenké plátky*
- 2 lžičky semínek kmínu
- 3 mrkve, oloupané a nakrájené na 1-palcové kousky
- 2 pastinák, oloupaný a nakrájený na 1-palcové kousky
- 1 žaludová dýně, rozpůlená, zbavená semínek a nakrájená na měsíčky
- čerstvě mletý černý pepř
- 2 libry mletého hovězího masa
- ½ šálku jemně nakrájené cibule
- 1 polévková lžíce univerzální kořenící směsi bez soli
- 2 šálky vývaru z hovězích kostí (viz_recept_) nebo hovězí vývar bez přidané soli
- ¼ šálku neslazené jablečné šťávy
- 1 až 2 lžíce bílého vinného octa nebo suchého sherry
- 1 lžíce dijonské hořčice (viz_recept_)

1 polévková lžíce drcených lístků čerstvého tymiánu
1 lžíce čerstvé petrželky, nakrájené na proužky
8 šálků listů rukoly

1. Předehřejte troubu na 425° F. Na omáčku zahřejte 1 lžíci olivového oleje ve velké pánvi na středně vysokou teplotu. Přidejte houby; vařte a míchejte asi 8 minut nebo dokud dobře nezhnědnou a nezměknou. Pomocí děrované lžíce přendejte houby na talíř. Vraťte pánev na ohřev; snížit teplo na střední. Přidejte zbývající 1 lžíci olivového oleje, nakrájenou cibuli a kmín. Přikryjte a za občasného míchání vařte 20 až 25 minut nebo dokud cibule nezměkne a bohatě zhnědne. (Upravte teplotu podle potřeby, aby se cibule nespálila.)

2. Mezitím na upečené hlízy dejte na velký plech mrkev, pastinák a dýni. Pokapejte 2 lžícemi olivového oleje a posypte pepřem podle chuti; hodit na obalování zeleniny. Pečte 20 až 25 minut nebo dokud nezměknou a nezačnou hnědnout, jednou v polovině otočte. Udržujte zeleninu teplou, dokud nebude připravena k podávání.

3. Na hamburgery smíchejte ve velké míse mleté hovězí maso, jemně nakrájenou cibuli a směs koření. Masovou směs rozdělte na čtyři stejné části a vytvarujte placičky silné asi ¾ palce. Ve velmi velké pánvi rozehřejte zbývající lžíci olivového oleje na středně vysokou teplotu. Přidejte hamburgery na pánev; vařte asi 8 minut nebo do zpálení na obou stranách, jednou otočte. Umístěte hamburgery na talíř.

4. Do pánve přidejte karamelizovanou cibuli, žampiony, vývar z hovězích kostí, jablečný džus, sherry a hořčici na dijonský způsob a míchejte, aby se spojily. Vraťte burgery do pánve. Dáme vařit. Vařte, dokud nejsou hamburgery propečené (160 °F), asi 7 až 8 minut. Přidejte čerstvý tymián, petrželku a pepř podle chuti.

5. Při podávání položte 2 šálky rukoly na každý ze čtyř servírovacích talířů. Opečenou zeleninu rozdělte na saláty a na ně pak položte placičky. Na placičky bohatě nandejte cibulovou směs.

*Tip: Kráječ na mandolínu je skvělým pomocníkem při krájení cibule na tenké plátky.

GRILOVANÉ HOVĚZÍ BURGERY S RAJČATY V SEZAMOVÉ KRUSTĚ

DOMÁCÍ PRÁCE: 30 minut odpočinek: 20 minut Gril: 10 minut
Výtěžnost: 4 porce

KŘUPAVÉ A ZLATÉ PLÁTKY RAJČAT SE SEZAMOVOU KŮRKOUV TĚCHTO KOUŘOVÝCH BURGERECH NAHRAĎTE TRADIČNÍ HOUSKU SEZAMOVÝMI SEMÍNKY. PODÁVEJTE JE S NOŽEM A VIDLIČKOU.

4 ½ palcové plátky červených nebo zelených rajčat*
1¼ libry libového mletého hovězího masa
1 polévková lžíce uzeného koření (viz recept)
1 velké vejce
¾ šálku mandlové mouky
¼ šálku sezamových semínek
¼ lžičky černého pepře
1 malá červená cibule, rozpůlená a nakrájená
1 polévková lžíce extra panenského olivového oleje
¼ šálku rafinovaného kokosového oleje
1 malá hlava salátu Bibb
Kečup Paleo (viz recept)
Dijonská hořčice (viz recept)

1. Plátky rajčat položte na dvojitou vrstvu papírových utěrek. Rajčata přikryjte další dvojitou vrstvou papírových utěrek. Papírové ubrousky lehce přitlačte, aby přilnuly k rajčatům. Nechte uležet při pokojové teplotě 20 až 30 minut, aby absorbovala část rajčatové šťávy.

2. Mezitím ve velké míse smíchejte mleté hovězí maso a uzené koření. Vytvarujte čtyři placičky o tloušťce půl palce.

3. Vejce v mělké misce lehce rozklepneme vidličkou. V jiné mělké misce smíchejte mandlovou mouku, sezamová semínka a pepř. Každý plátek rajčete namočte do vajíčka a otočte, aby se obalil. Přebytečné vejce nechte okapat. Každý plátek rajčat ponořte do směsi mandlové mouky a otočte, aby se obalil. Položte rozbitá rajčata na plochý talíř; dát stranou. Plátky cibule zalijte olivovým olejem; vložte plátky cibule do pečícího košíku.

4. U grilu na dřevěné uhlí nebo plynového grilu umístěte cibuli do koše a masové kuličky na gril na střední teplotu. Přikryjte a grilujte 10 až 12 minut, jinak cibule zhnědne a lehce zuhelnatí a burgery jsou hotové (160°), občas cibuli promíchejte a jednou burgery otočte.

5. Mezitím rozehřejte olej ve velké pánvi na středním plameni. Přidejte plátky rajčat; vařte 8 až 10 minut nebo dozlatova, jednou otočte. (Pokud rajčata hnědnou příliš rychle, snižte teplotu na středně nízkou. V případě potřeby přidejte více oleje.) Nechte okapat na plechu vyloženém papírovými utěrkami.

6. Při podávání rozdělte salát na čtyři servírovací talíře. Navrch dejte placičky, cibuli, rajskou paleo omáčku, dijonskou hořčici a rajčata v sezamové krustě.

*Poznámka: Pravděpodobně budete potřebovat 2 velká rajčata. Pokud používáte červená rajčata, vyberte rajčata zralá, ale stále mírně pevná.

BURGERY NA ŠPEJLI S OMÁČKOU BABA GHANOUSH

PONOŘIT:15 minut příprava: 20 minut grilování: 35 minut
Výtěžek: 4 porce

BABA GHANOUSH JE ROZŠÍŘENÍM STŘEDNÍHO VÝCHODUZ GRILOVANÝCH UZENÝCH LILKŮ PYRÉ S OLIVOVÝM OLEJEM, CITRONEM, ČESNEKEM A TAHINI, PASTA Z MLETÝCH SEZAMOVÝCH SEMÍNEK. ŠPETKA SEZAMOVÝCH SEMÍNEK JE FAJN, ALE KDYŽ SE Z NICH UDĚLÁ OLEJ NEBO PASTA, STANOU SE KONCENTROVANÝM ZDROJEM KYSELINY LINOLOVÉ, KTERÁ MŮŽE PŘISPÍVAT K ZÁNĚTŮM. ZDE POUŽITÉ MÁSLO Z PINIOVÝCH OŘÍŠKŮ JE DOBROU NÁHRADOU.

4 sušená rajčata

1½ libry libového mletého hovězího masa

3 až 4 lžíce najemno nakrájené cibule

1 lžíce jemně nasekaného čerstvého oregana a/nebo jemně nasekané čerstvé máty nebo ½ lžičky sušeného oregana, drceného

¼ lžičky kajenského pepře

Namáčecí omáčka Baba Ghanoush (viz recept, níže)

1. Namočte osm 10palcových dřevěných špejlí do vody na 30 minut. Mezitím zalijte rajčata v malé misce vařící vodou; nechte 5 minut stát, aby se rehydratoval. Rajčata sceďte a osušte papírovými utěrkami.

2. Ve velké míse smíchejte nakrájená rajčata, mleté hovězí maso, cibuli, oregano a kajenský pepř. Masovou směs rozdělte na osm porcí; každou část stočíme do koule. Vyjměte špejle z vody; Vím to. Na špejli navlékněte kuličku a kolem špejle vytvořte dlouhý ovál, začněte

těsně pod špičatým hrotem a na druhém konci ponechejte dostatek místa pro uchycení špejle. Opakujte se zbývajícími špejlemi a kuličkami.

3. U grilu na dřevěné uhlí nebo plynového grilu položte masové špízy přímo na gril na střední teplotu. Přikryjte a grilujte asi 6 minut nebo dokud nebude hotový (160 °F), v polovině grilu jednou otočte. Podávejte s omáčkou Baba Ghanoush.

Omáčka Baba Ghanoush: Propíchněte 2 střední lilky na několika místech vidličkou. U grilu na dřevěné uhlí nebo plynového grilu položte lilek na grilovací rošt přímo na střední teplotu. Přikryjte a grilujte po dobu 10 minut nebo do zpálení ze všech stran, přičemž během grilování několikrát otočte. Vyjměte lilky a pečlivě je zabalte do hliníkové fólie. Zabalený lilek položte zpět na gril, ale ne přímo na uhlíky. Přikryjte a grilujte dalších 25 až 35 minut, nebo dokud nebudou drobivé a velmi měkké. Chladný. Lilky rozkrojte napůl a vyškrábněte z nich dužinu; vložte maso do kuchyňského robotu. Přidejte ¼ šálku másla z piniových oříšků (viz recept); ¼ šálku čerstvé citronové šťávy; 2 nasekané stroužky česneku; 1 polévková lžíce extra panenského olivového oleje; 2 až 3 lžíce čerstvé petrželky nakrájené na proužky; a ½ lžičky mletého kmínu. Zakryjte a zpracujte téměř do hladka. Pokud je omáčka příliš hustá na nasáknutí, přidejte tolik vody, abyste získali požadovanou konzistenci.

UZENÁ PLNĚNÁ SLADKÁ PAPRIKA

DOMÁCÍ PRÁCE:Vařte 20 minut: Pečte 8 minut: 30 minut
Výtěžek: 4 porce

UDĚLEJTE Z TOHO OBLÍBENOU RODINUS MIXEM BAREVNÝCH PAPRIK PRO ATRAKTIVNÍ POKRM. PEČENÁ RAJČATA JSOU DOBRÝM PŘÍKLADEM ZDRAVÉHO PŘIDÁNÍ SKVĚLÉ CHUTI DO JÍDLA. JEDNODUŠE LEHKÉ ZUHELNATĚNÍ RAJČAT PŘED KONZERVOVÁNÍM (BEZ SOLI) ZLEPŠÍ JEJICH CHUŤ.

- 4 velké zelené, červené, žluté a/nebo oranžové sladké papriky
- 1 libra mletého hovězího masa
- 1 polévková lžíce uzeného koření (viz recept)
- 1 polévková lžíce extra panenského olivového oleje
- 1 malá žlutá cibule, nakrájená
- 3 stroužky česneku
- 1 malá hlavička květáku, zbavená jádřince a nakrájená na růžičky
- 1 15uncová konzerva bez přidané soli nakrájená na kostičky pečená rajčata, okapaná
- ¼ šálku jemně nasekané čerstvé petrželky
- ½ lžičky černého pepře
- ⅛ lžičky kajenského pepře
- ½ šálku ořechové strouhankové polevy (viz recept, níže)

1. Předehřejte troubu na 375° F. Papriky nakrájejte svisle na polovinu. Odstraňte stonky, semena a membrány; zahodit. Půlky papriky dejte stranou.

2. Vložte mleté hovězí maso do střední mísy; posypeme kořením. Pomocí rukou jemně vmícháme koření do masa.

3. Ve velké pánvi na středním plameni rozehřejte olivový olej. Přidejte maso, cibuli a česnek; vaříme, dokud maso nezhnědne a cibule nezměkne, mícháme vařečkou, aby se maso rozdrobilo. Odstraňte pánev z ohně.

4. Růžičky květáku zpracujte v kuchyňském robotu na drobno. (Pokud nemáte kuchyňský robot, nastrouhejte květák.) Odměřte 3 šálky květáku. Přidejte k mleté hovězí směsi v pánvi. (Pokud zbyde nějaký květák, uschovejte ho pro další použití.) Přidejte okapaná rajčata, petržel, černý pepř a kajenský pepř.

5. Půlky papriky naplňte mletou hovězí směsí, lehce zabalte a zlehka namačkejte. Naplněné poloviny paprik rozložíme na plech. Pečte 30 až 35 minut nebo dokud nejsou papriky křupavé a měkké. * Navrch dejte ořechovou drobenku. Pokud chcete, vraťte před podáváním do trouby na 5 minut, aby se zkřehl.

Poleva na drobenku z vlašských ořechů: Zahřejte 1 polévkovou lžíci extra panenského olivového oleje na střední pánvi na středně nízké teplotě. Přidejte 1 lžičku sušeného tymiánu, 1 lžičku uzené papriky a ¼ lžičky česnekového prášku. Přidejte 1 šálek jemně nasekaných vlašských ořechů. vařte a míchejte asi 5 minut, nebo dokud nejsou vlašské ořechy zlatohnědé a lehce opečené. Přidejte špetku nebo dvě kajenského pepře. Necháme úplně vychladnout. Zbytky dresinku skladujte v těsně uzavřené nádobě v chladničce, dokud nebudete připraveni k použití. Vyrobí 1 šálek.

*Poznámka: Pokud používáte zelenou papriku, pečte dalších 10 minut.

BISON BURGERY S KABERNETOVOU CIBULÍ A RUKOLOU

DOMÁCÍ PRÁCE:Vaření 30 minut: 18 minut Grilování: 10 minut
Výtěžnost: 4 porce

BIZON MÁ VELMI NÍZKÝ OBSAH TUKU A UVAŘÍ SE O 30 % AŽ 50 % RYCHLEJI NEŽ HOVĚZÍ MASO. MASO SI PO UVAŘENÍ ZACHOVÁ SVOU ČERVENOU BARVU, TAKŽE BARVA NEZNAMENÁ, ŽE JE PROPEČENÉ. PROTOŽE JE BIZON TAK ŠTÍHLÝ, NEVAŘTE HO NAD VNITŘNÍ TEPLOTOU 155 °F.

- 2 lžíce extra panenského olivového oleje
- 2 velké sladké cibule, nakrájené na tenké plátky
- ¾ šálku Cabernet Sauvignon nebo jiného suchého červeného vína
- 1 lžička středomořského koření (viz recept)
- ¼ šálku extra panenského olivového oleje
- ¼ šálku balzamikového octa
- 1 lžíce nadrobno nakrájené šalotky
- 1 lžíce nasekané čerstvé bazalky
- 1 malý stroužek česneku, nasekaný
- 1 libra zemního bizona
- ¼ šálku bazalkového pesta (viz recept)
- 5 šálků rukoly
- Nesolené syrové pistácie, pražené (viz sklon)

1. Zahřejte 2 lžíce oleje ve velké pánvi na středně nízkou teplotu. Přidejte cibuli. vařte zakryté za občasného míchání 10 až 15 minut nebo dokud cibule nezměkne. Objevit; vařte a míchejte na středně vysokém ohni 3 až 5 minut nebo dokud cibule nezezlátne. Přidejte víno; vaříme asi 5 minut nebo dokud se většina vína

neodpaří. Posypeme středomořským kořením; udržování tepla.

2. Mezitím na vinaigrette smíchejte ¼ šálku olivového oleje, ocet, šalotku, bazalku a česnek v nádobě se šroubovacím uzávěrem. Zakryjte a dobře protřepejte.

3. Ve velké míse zlehka promíchejte mletého bizona a bazalkové pesto. Z masové směsi lehce vytvarujte čtyři ¾-palcové placičky.

4. U grilu na dřevěné uhlí nebo plynového grilu položte placičky na lehce naolejovaný grilovací rošt přímo na střední teplotu. Přikryjte a grilujte asi 10 minut do požadované propečenosti (145 °F pro medium rare nebo 155 °F pro medium rare), v polovině otočte.

5. Rukolu dejte do velké mísy. Nalijte vinaigrette na rukolu; hodit na kabát. Chcete-li sloužit, rozdělte cibuli na čtyři servírovací talíře; každý navršte bizonovou placičkou. Burgery obložte rukolou a posypte pistáciemi.

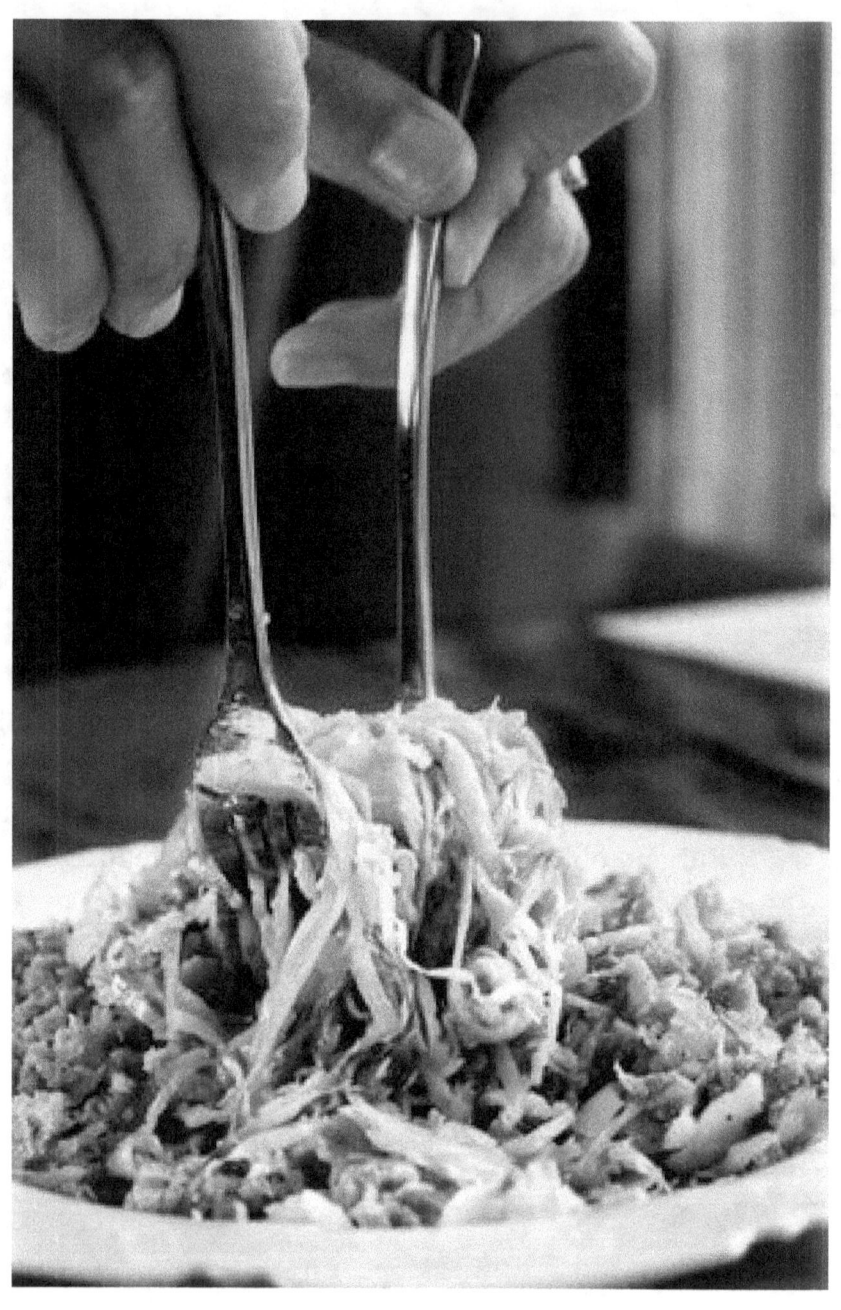

BIZON A JEHNĚČÍ BOCHNÍK NA MANGOLDU A SLADKÝCH BRAMBORÁCH

DOMÁCÍ PRÁCE: 1 hodina vaření: 20 minut pečení: 1 hodina odpočinku: 10 minut Výtěžnost: 4 porce

JE TO STAROMÓDNÍ KOMFORTNÍ JÍDLO S MODERNÍM NÁDECHEM. OMÁČKA Z ČERVENÉHO VÍNA DODÁVÁ SEKANÉ TEČKU, ZATÍMCO ČESNEKOVÝ MANGOLD A PYRÉ ZE SLADKÝCH BRAMBOR S KEŠU SMETANOU A KOKOSOVÝM OLEJEM POSKYTUJÍ NEUVĚŘITELNOU NUTRIČNÍ HODNOTU.

- 2 lžíce olivového oleje
- 1 šálek jemně nakrájených křemenových hub
- ½ šálku jemně nakrájené červené cibule (1 střední)
- ½ šálku jemně nakrájeného celeru (1 stonek)
- ⅓ šálku jemně nakrájené mrkve (1 malá)
- ½ malého jablka, očištěného, oloupaného a nakrájeného na plátky
- 2 stroužky prolisovaného česneku
- ½ lžičky středomořského koření (viz recept)
- 1 velké vejce, lehce rozšlehané
- 1 lžíce čerstvé šalvěje nakrájené na proužky
- 1 lžíce čerstvého tymiánu, nakrájeného na proužky
- 8 uncí mletého bizona
- 8 uncí mletého jehněčího nebo hovězího masa
- ¾ šálku suchého červeného vína
- 1 střední šalotka, nakrájená najemno
- ¾ šálku vývaru z hovězích kostí (viz recept) nebo hovězí vývar bez přidané soli

batátové pyré (viz recept, níže)
Švýcarský mangold s česnekem (viz recept, níže)

1. Předehřejte troubu na 350° F. Rozpalte olej ve velké pánvi na střední teplotu. Přidejte houby, cibuli, celer a mrkev; vařte a míchejte asi 5 minut nebo dokud zelenina nezměkne. Snižte teplo na minimum; přidáme nastrouhané jablko a česnek. Vařte zakryté asi 5 minut nebo dokud zelenina nezměkne. Odstraňte z tepla; přidejte středomořské koření.

2. Pomocí děrované lžíce přendejte houbovou směs do velké mísy, tuk si nechte v pánvi. Přidejte vejce, šalvěj a tymián. Přidejte mletého bizona a mletého jehněčího; mírně promíchejte. Vložte masovou směs do 2-litrové obdélníkové zapékací misky; tvoří obdélník 7 × 4 palce. Pečte asi 1 hodinu nebo dokud teploměr s okamžitým odečtem nezaznamená 155 °F. Nechte 10 minut stát. Opatrně vyjměte sekanou a položte ji na servírovací talíř. Přikryjte a udržujte v teple.

3. Na omáčku na pánvi seškrábněte tuk a křupavé kousky z pánve do odloženého tuku v pánvi. Přidejte víno a šalotku. Přiveďte k varu na středním ohni; vaříme, dokud se nezredukuje na polovinu. Přidejte vývar z hovězích kostí; vaříme a mícháme, dokud se nezredukuje na polovinu. Odstraňte pánev z ohně.

4. Pro podávání rozdělte bramborovou kaši na čtyři servírovací talíře; posypeme trochou česnekového mangoldu. plátek sekané; Plátky položte na česnekový mangold a pokapejte omáčkou.

Šťouchané sladké brambory: Oloupejte a nahrubo nakrájejte 4 střední sladké brambory. Ve velkém hrnci vařte brambory v dostatečném množství vroucí vody na zakrytí po dobu 15 minut nebo do změknutí; vypustit. Rozmačkáme šťouchadlem na brambory. Přidejte ½ šálku kešu smetany (viz<u>recept</u>) a 2 polévkové lžíce nerafinovaného kokosového oleje; pyré do hladka. Zůstaňte v teple.

Česnek mangold: Odstraňte stonky ze 2 svazků mangoldu a vyhoďte. Listy nakrájejte na velké kusy. Zahřejte 2 lžíce olivového oleje ve velké pánvi na středním plameni. Přidejte švýcarský mangold a 2 prolisované stroužky česneku; vařte, dokud mangold nezměkne, občas promíchejte kleštěmi.

RESTOVANÉ BIZONOVÉ KARBANÁTKY S JABLKEM A RYBÍZEM S CUKETOVOU PAPPARDELLE

DOMÁCÍ PRÁCE: Pečte 25 minut: Vařte 15 minut: 18 minut
Výtěžnost: 4 porce

MASOVÉ KULIČKY BUDOU HODNĚ MOKRÉ KDYŽ JE NAVRHNETE. ABY SE VÁM MASOVÁ SMĚS NELEPILA NA RUCE, MĚJTE PO RUCE MISKU SE STUDENOU VODOU A PŘI PRÁCI SI OBČAS NAMOČTE RUCE. BĚHEM PŘÍPRAVY MASOVÝCH KULIČEK VODU NĚKOLIKRÁT VYMĚŇTE.

MASOVÉ KOULE
- Olivový olej
- ½ šálku nahrubo nakrájené červené cibule
- 2 stroužky prolisovaného česneku
- 1 vejce, lehce rozšlehané
- ½ šálku jemně nakrájených hub a stonků
- 2 lžíce nasekané čerstvé italské (ploché) petrželky
- 2 lžičky olivového oleje
- 1 libra mletého bizona (hrubě mletého, pokud je k dispozici)

JABLEČNÁ A RYBÍZOVÁ OMÁČKA
- 2 lžíce olivového oleje
- 2 velká jablka Granny Smith, oloupaná, zbavená jádřinců a nakrájená najemno
- 2 mleté šalotky
- 2 lžíce čerstvé citronové šťávy
- ½ šálku vývaru z kuřecích kostí (viz<u>recept</u>) nebo kuřecí vývar bez přidané soli

2 až 3 lžíce sušeného rybízu

CUKETOVÉ PAPPARDELLE
6 cuket
2 lžíce olivového oleje
¼ šálku jemně nasekané pažitky
½ lžičky drcené červené papriky
2 stroužky prolisovaného česneku

1. Na karbanátky předehřejte troubu na 375° F. Pečicí plech s okrajem lehce potřete olivovým olejem; dát stranou. Rozmixujte cibuli a česnek v kuchyňském robotu nebo mixéru. Pulzujte do hladka. Přeneste cibulovou směs do střední mísy. Přidejte vejce, houby, petržel a 2 lžičky oleje; promíchejte, aby se spojily. Přidejte mletého bizona; lehce, ale dobře promícháme. Masovou směs rozdělte na 16 dílů; formovat do masových kuliček. Masové kuličky rovnoměrně rozložte na připravený plech. Pečte 15 minut; dát stranou.

2. Na omáčku rozehřejte na pánvi na středním plameni 2 lžíce oleje. Přidejte jablka a šalotku; vařte a míchejte 6 až 8 minut nebo dokud nebude velmi měkká. Přidejte citronovou šťávu. Přeneste směs do kuchyňského robota nebo mixéru. Zakryjte a zpracujte nebo rozmixujte do hladka; vrátit na pánev. Přidejte vývar z kuřecích kostí a rybíz. Přivést k varu; snížit teplo. Odkryté dusíme 8 až 10 minut za častého míchání. Přidejte masové kuličky; vaříme a mícháme na mírném ohni, dokud se nezahřeje.

3. Mezitím odřízněte konce cukety na pappardelle. Pomocí velmi ostré mandolíny nebo škrabky na zeleninu

nakrájejte cuketu na tenké proužky. (Aby proužky zůstaly neporušené, přestaňte se holit, když se dostanete k semínkům ve středu dýně.) Na velmi velké pánvi na středním ohni rozehřejte 2 lžíce oleje. Přidejte jarní cibulku, drcenou červenou papriku a česnek; vaříme a mícháme 30 sekund. Přidejte proužky cukety. Vařte a jemně míchejte asi 3 minuty nebo do změknutí.

4. Pro podávání rozdělte pappardellu na čtyři servírovací talíře; přelité masovými kuličkami a jablečno-rybízovou omáčkou.

BISON PORCINI BOLOGNESE S PEČENÝMI ČESNEKOVÝMI ŠPAGETAMI

DOMÁCÍ PRÁCE: Vaření 30 minut: 1 hodina Pečení 30 minut: 35 minut Výtěžek: 6 porcí

POKUD JSTE SI MYSLELI, ŽE JSTE JEDLISVŮJ POSLEDNÍ TALÍŘ ŠPAGET S MASOVOU OMÁČKOU PO PŘIJETÍ PALEO DIET®, ZAMYSLETE SE ZNOVU. TATO BOHATÁ BOLOŇSKÁ KAŠE OCHUCENÁ ČESNEKEM, ČERVENÝM VÍNEM A ZEMITÝMI HŘÍBKY SE VRSTVÍ PŘES SLADKÉ A SLANÉ PROUŽKY ŠPAGETOVÉ DÝNĚ. S TĚSTOVINAMI VÁM NIC NEUNIKNE.

1 unce sušených hříbků
1 šálek vroucí vody
3 lžíce extra panenského olivového oleje
1 libra zemního bizona
1 šálek jemně nakrájené mrkve (2)
½ šálku nakrájené cibule (1 střední)
½ šálku jemně nakrájeného celeru (1 stonek)
4 stroužky česneku, nakrájené
3 lžíce rajčatového protlaku bez soli
½ šálku červeného vína
2 15-uncové plechovky drcených rajčat bez přidané soli
1 lžička drceného sušeného oregana
1 lžička sušeného tymiánu, mletého
½ lžičky černého pepře
1 střední špagetová dýně (2½ až 3 libry)
1 cibule česneku

1. Smíchejte hříbky a vroucí vodu v malé misce; necháme 15 minut odpočinout. Sceďte přes cedník vyložený 100% bavlněnou fáčovinou, přičemž si ponechte namáčecí tekutinu. Nakrájejte houby; dát pryč

2. Zahřejte 1 lžíci olivového oleje na 4- až 5-litrové pánvi na středním plameni. Přidejte mletého bizona, mrkev, cibuli, celer a česnek. Vařte, dokud maso nezhnědne a zelenina nezměkne, míchejte vařečkou, aby se maso rozdrobilo. Přidejte rajčatovou pastu; vaříme a mícháme 1 minutu. Přidejte červené víno; vaříme a mícháme 1 minutu. Přidejte hříbky, rajčata, oregano, tymián a pepř. Přidejte odloženou tekutinu z hub a dávejte pozor, abyste nepřidali písek nebo písek, které mohou být na dně pánve. Za občasného míchání přiveďte k varu; snížit teplo na minimum. Přikryté dusíme 1½ až 2 hodiny nebo do požadované hustoty.

3. Mezitím předehřejte troubu na 375° F. Dýni podélně rozkrojte napůl; vyškrábat semínka. Půlky dýně dejte řeznou stranou dolů do velkého pekáčku. Celou kůži propíchejte vidličkou. Odřízněte horní část hlavy česneku o ½ palce. Česnek dejte řeznou stranou nahoru do pekáče vedle dýní. Pokapejte zbylou lžící olivového oleje. Pečte 35 až 45 minut nebo dokud dýně a česnek nezměknou.

4. Lžící a vidličkou vyjměte a rozmačkejte dužinu z každé poloviny dýně; přendejte do mísy a přikryjte, aby zůstaly teplé. Když je česnek dostatečně vychladlý, aby se dal zvládnout, vymačkejte spodní část cibule, abyste odstranili stroužky. Stroužky česneku rozmačkejte

vidličkou. Do dýně nasypeme prolisovaný česnek, česnek rovnoměrně rozmístíme. Pro podávání přelijte dýňovou směs omáčkou.

BIZON CHILI CON CARNE

DOMÁCÍ PRÁCE: 25 minut **Doba vaření:** 1 hodina 10 minut
Výtěžnost: 4 porce

ČOKOLÁDA, KÁVA A SKOŘICE BEZ CUKRUPŘIDAT ZÁJEM O TENTO SRDEČNÝ FAVORIT. PRO JEŠTĚ KOUŘOVĚJŠÍ CHUŤ NAHRAĎTE BĚŽNOU PAPRIKU 1 LŽÍCÍ SLADKÉ UZENÉ PAPRIKY.

- 3 lžíce extra panenského olivového oleje
- 1 libra zemního bizona
- ½ šálku nakrájené cibule (1 střední)
- 2 stroužky prolisovaného česneku
- 2 plechovky 14,5 unce nakrájená rajčata bez přidané soli, neodkapaná
- 16-uncová plechovka nesoleného rajčatového protlaku
- 1 hrnek vývaru z hovězích kostí (viz recept) nebo hovězí vývar bez přidané soli
- ½ šálku silné kávy
- 2 unce 99% kakaové tyčinky na pečení, nasekané
- 1 lžička papriky
- 1 lžička mletého kmínu
- 1 lžička sušeného oregana
- 1½ lžičky uzeného koření (viz recept)
- ½ lžičky mleté skořice
- ⅓ šálku pepitas
- 1 lžička olivového oleje
- ½ šálku kešu smetany (viz recept)
- 1 lžička čerstvé citronové šťávy
- ½ šálku čerstvých listů koriandru

4 plátky limetky

1. Na pánvi na středním plameni rozehřejte 3 lžíce olivového oleje. Přidejte mletého bizona, cibuli a česnek; vařte asi 5 minut nebo dokud maso nezhnědne, míchejte vařečkou, aby se maso rozbilo. Přidejte nescezená rajčata, rajčatový protlak, vývar z hovězích kostí, kávu, čokoládu na pečení, papriku, kmín, oregano, 1 lžičku uzeného koření a skořici. Přivést k varu; snížit teplo. Za občasného míchání dusíme přikryté 1 hodinu.

2. Mezitím v malé pánvi na středním ohni smažte pepity na 1 lžičce olivového oleje, dokud nezačnou pukat a hnědnout. Umístěte dýňová semínka do malé misky; přidejte zbývající ½ lžičky uzeného koření; hodit na kabát.

3. V malé misce smíchejte kešu smetanu a limetkovou šťávu.

4. K podávání nalijte chilli do misek. Vrchní porce s kešu smetanou, pepitou a koriandrem. Podávejte s měsíčky limetky.

MAROCKÉ KOŘENĚNÉ BIZONOVÉ STEAKY S GRILOVANÝMI CITRONY

DOMÁCÍ PRÁCE:Grilování 10 minut: 10 minut Výtěžek: 4 porce

PODÁVEJTE TYTO RYCHLÉ STEAKYS ČERSTVÝM A KŘUPAVÝM MRKVOVÝM SALÁTEM S KOŘENÍM (VIZRECEPT). POKUD CHCETE DOBROTU, GRILOVANÝ ANANAS S KOKOSOVÝM KRÉMEM (VIZRECEPT) BY BYL SKVĚLÝ ZPŮSOB, JAK UKONČIT JÍDLO.

- 2 lžíce mleté skořice
- 2 lžíce papriky
- 1 polévková lžíce česnekového prášku
- ¼ lžičky kajenského pepře
- 4 6-uncové bizonové filet mignon steaky, nakrájené na plátky o tloušťce ¾ až 1 palec
- 2 citrony, vodorovně rozpůlené

1. V malé misce smíchejte skořici, papriku, česnekový prášek a kajenský pepř. Steaky osušte papírovými utěrkami. Směsí koření potřeme filety z obou stran.

2. U grilu na dřevěné uhlí nebo plynového grilu položte steaky přímo na gril na střední teplotu. Přikryjte a grilujte 10 až 12 minut pro střední (145°F) nebo 12 až 15 minut pro střední (155°F), v polovině pečení jednou otočte. Mezitím položte půlky citronu řezem dolů na mřížku. Grilujte 2 až 3 minuty nebo dokud nebudou lehce zuhelnatělé a šťavnaté.

3. Podávejte s grilovanými půlkami citronu přetaženými přes steaky.

NASTROUHANÝ BIZON STEAK S PROVENSÁLSKÝMI BYLINKAMI

DOMÁCÍ PRÁCE:15 minut vaření: 15 minut restování: 1 hodina 15 minut odpočinku: 15 minut Výtěžnost: 4 porce

HERBES DE PROVENCE JE SMESSUSENE BYLINKY, KTERE HOJNE ROSTOU NA JIHU FRANCIE. SMES VETSINOU OBSAHUJE KOMBINACI BAZALKY, FENYKLOVÝCH SEMINEK, LEVANDULE, MAJORANKY, ROZMARÝNU, SALVEJE, SALVEJE A TYMIANU. ÚZASNE KORENI TUTO AMERICKOU PECINKU.

1 3-librový pečený bizon
3 polévkové lžíce provensálských bylinek
4 lžíce extra panenského olivového oleje
3 stroužky česneku
4 malé pastináky, oloupané a nakrájené
2 zralé hrušky, oloupané a nakrájené na plátky
½ šálku neslazeného hruškového nektaru
1 až 2 lžičky čerstvého tymiánu

1. Předehřejte troubu na 375° F. Ořízněte tuk z pečeně. V malé misce smíchejte bylinky z Provence, 2 lžíce olivového oleje a česnek; potřít výpekem.

2. Pečeni položte na mřížku do mělkého pekáčku. Do středu pečeně vložte teploměr trouby. * Odkryté pečeme 15 minut. Snižte teplotu trouby na 300° F. Pečte dalších 60 až 65 minut, nebo dokud teploměr masa nezaznamená 140° F (středně vzácné). Zakryjte hliníkovou fólií a nechte 15 minut stát.

3. Mezitím rozehřejte zbývající 2 lžíce olivového oleje ve velké pánvi na středním plameni. Přidejte pastinák a hrušky; vařte 10 minut, nebo dokud pastinák nezměkne, za občasného míchání. Přidejte hruškový nektar; vaříme asi 5 minut nebo dokud omáčka mírně nezhoustne. Posypeme tymiánem.

4. Pečeně nakrájejte na tenké plátky napříč zrnem. Maso podáváme s pastinákem a hruškami.

*Tip: Bizon je velmi libový a vaří se rychleji než hovězí. Barva masa je navíc červenější než u hovězího, takže se při určení propečení nemůžete spolehnout na vizuální znamení. Budete potřebovat teploměr na maso, abyste věděli, kdy je maso hotové. Ideální je teploměr do trouby, i když není nutný.

BIZONI ZEBRA DUSENA V KAVE S MANDARINKOVOU GREMOLATOU A PYRE Z CELEROVEHO KORENE

DOMACI PRACE:Doba vaření: 15 minut: 2 hodiny 45 minut
Výtěžek: 6 porcí

BIZONI ZEBRA JSOU VELKA A MASITA.VYZADUJI DOBRE DLOUHE SPARENI V TEKUTINE, ABY ZMEKLY. GREMOLATA S MANDARINKOVOU KUROU ZVÝRAZNI CHUT TOHOTO SILNEHO POKRMU.

MARINADA
- 2 šálky vody
- 3 šálky silné, studené kávy
- 2 šálky čerstvé mandarinkové šťávy
- 2 lžíce čerstvého rozmarýnu nakrájeného na proužky
- 1 lžička hrubě mletého černého pepře
- 4 librová bizonová žebra, rozříznutá mezi žebry, aby se oddělila

DUSIT
- 2 lžíce olivového oleje
- 1 lžička černého pepře
- 2 šálky nakrájené cibule
- ½ šálku nakrájené šalotky
- 6 nasekaných stroužků česneku
- 1 papričku jalapeňo, zbavená semínek a nasekaná (viz sklon)
- 1 šálek silné kávy
- 1 hrnek vývaru z hovězích kostí (viz recept) nebo hovězí vývar bez přidané soli
- ¼ šálku paleo rajčatové omáčky (viz recept)

2 lžíce dijonské hořčice (viz recept)
3 lžíce jablečného octa
Pyré z kořene celeru (viz recept, níže)
Tangerine Gremolata (viz recept, zákon)

1. Na marinádu smíchejte vodu, studenou kávu, mandarinkovou šťávu, rozmarýn a černý pepř ve velké nereaktivní nádobě (sklo nebo nerezová ocel). Přidejte žebra. V případě potřeby položte přes žebra talíř, aby zůstala ponořená. Přikryjte a chlaďte 4 až 6 hodin, jednou promíchejte a promíchejte.

2. Na dušení si předehřejte troubu na 325° F. Sceďte žebra a vyhoďte marinádu. Osušte žebra papírovými utěrkami. Ve velké holandské troubě rozehřejte olivový olej na středně vysokou teplotu. Žebra okořeníme černým pepřem. Vařte žebra v dávkách, dokud nezhnědnou ze všech stran, asi 5 minut na dávku. Přeneste na velký talíř.

3. Do hrnce přidejte cibuli, šalotku, česnek a jalapeno. Snižte teplotu na střední, zakryjte a vařte, dokud zelenina nezměkne, za občasného míchání asi 10 minut. Přidejte kávu a vývar; zamíchejte a oškrábejte všechny zhnědlé kousky. Přidejte kečup Paleo, dijonskou hořčici a ocet. Dáme vařit. Přidejte žebra. Přikryjeme a přendáme do trouby. Vařte, dokud maso nezměkne, asi 2 hodiny a 15 minut, jemně promíchejte a žebra jednou nebo dvakrát otočte.

4. Přeneste žebra na talíř; stan s hliníkovou fólií pro udržení tepla. Lžící sbíráme tuk z povrchu omáčky. Vařte omáčku, dokud se nezredukuje na 2 šálky, asi 5 minut.

Pyré z celeru rozdělte na 6 talířů; nahoře s žebry a omáčkou. Posypeme mandarinkou Gremolata.

Pyré z celerových kořenů: Ve velkém hrnci smíchejte 3 libry celerového kořene, oloupaného a nakrájeného na 1-palcové kousky, a 4 šálky vývaru z kuřecích kostí (viz<u>recept</u>) nebo kuřecí vývar bez soli. Přivést k varu; snížit teplo. Sceďte kořen celeru a odložte si vývar. Vraťte kořen celeru do pánve. Přidejte 1 lžíci olivového oleje a 2 lžičky nasekaného čerstvého tymiánu. Kořen celeru rozmačkejte šťouchadlem na brambory a podle potřeby přidejte několik lžic odloženého vývaru, abyste dosáhli požadované konzistence.

Tangerine Gremolata: V malé misce smíchejte ½ šálku nasekané čerstvé petrželky, 2 lžíce jemně nastrouhané mandarinkové kůry a 2 nasekané stroužky česneku.

VÝVAR Z HOVEZICH KOSTI

DOMACI PRACE: 25 minut pečení: 1 hodina vaření: 8 hodin
Výtěžnost: 8 až 10 šálků

VYKOSTENE VOLSKE OCASY DAVAJI MIMORADNE BOHATOU OCHUCENOU POLEVKUKTEROU LZE POUZIT V JAKEMKOLI RECEPTU, KTERÝ VYZADUJE HOVEZI VÝVAR, NEBO SI JI JEDNODUSE VYCHUTNAT JAKO NABIDNUTOU V SALKU KDYKOLI BEHEM DNE. ACKOLI DRIVE POCHAZELY VE SKUTECNOSTI Z VOLA, NYNI VOLSKE OCASY POCHAZEJI Z MASNEHO ZVIRETE.

5 mrkví, nakrájených
5 stonků celeru, nakrájeného nahrubo
2 žluté cibule, neloupané, nakrájené na poloviny
8 uncí bílých hub
1 stroužek česneku, neloupaný, nakrájený na polovinu
2 libry hovězího oháňky nebo hovězích kostí
2 rajčata
12 šálků studené vody
3 bobkové listy

1. Předehřejte troubu na 400° F. Umístěte mrkev, celer, cibuli, houby a česnek na velký pečicí plech s okrajem nebo mělký plech; kosti položte na zeleninu. Rajčata zpracujte v kuchyňském robotu do hladka. Rajčata rozložte na kosti, aby je zakryla (není v pořádku, když část protlaku odkape na pánev a zeleninu). Grilujte 1 až 1½ hodiny nebo dokud kosti nezhnědnou a zelenina zkaramelizuje. Kosti a zeleninu přeneste do 10 až 12litrového hrnce nebo trouby. (Pokud část rajčatové

směsi zkaramelizuje na dně pánve, přidejte do pánve 1 šálek horké vody a seškrábejte kousky. Kosti a zeleninu nalijte tekutinou a snižte vodu o 1 šálek.) .

2. Směs přiveďte pomalu k varu na středně vysokém ohni. Snižte teplo; zakryjte a vařte polévku 8 až 10 hodin za občasného míchání.

3. Polévku přecedíme; vyhodit kosti a zeleninu. čerstvá polévka; přeneste polévku do skladovacích nádob a chlaďte až 5 dní; zmrazit až na 3 měsíce. *

Pokyny pro pomalý hrnec: Pro pomalý hrnec o objemu 6 až 8 litrů použijte 1 libru hovězích kostí, 3 mrkve, 3 stonky celeru, 1 žlutou cibuli a 1 stroužek česneku. Protlakujte 1 rajče a rozetřete jím kosti. Grilujte podle návodu, poté kosti a zeleninu přendejte do pomalého hrnce. Karamelizovaná rajčata nastrouhejte podle návodu a přidejte do pomalého hrnce. Přidejte tolik vody, aby byla pokryta. Přikryjte a vařte na nejvyšší stupeň, dokud polévka nezačne vřít, asi 4 hodiny. Snižte teplo na minimum; vaříme 12 až 24 hodin. Sceďte vývar; vyhodit kosti a zeleninu. Skladujte podle návodu.

*Tip: Pokud chcete z polévky snadno odstranit tuk, dejte ji přes noc do lednice v zakryté nádobě. Tuk vystoupí nahoru a vytvoří pevnou vrstvu, kterou lze snadno seškrábnout. Po vychladnutí může polévka zhoustnout.

TUNISKÁ KOŘENĚNÁ VEPŘOVÁ PLEC S PIKANTNÍMI HRANOLKY

DOMÁCÍ PRÁCE: Pečeme 25 minut: Pečeme 4 hodiny: 30 minut
Výtěžnost: 4 porce

JE TO SKVĚLÉ JÍDLO V CHLADNÉM PODZIMNÍM DNI. MASO SE V TROUBĚ PEČE CELÉ HODINY, TAKŽE VÁŠ DŮM KRÁSNĚ VONÍ A MÁTE ČAS NA JINÉ VĚCI. PEČENÉ BATÁTY NEMAJÍ TAKOVOU KŘUPAVOST JAKO BÍLÉ BRAMBORY, ALE JSOU SVÝM ZPŮSOBEM CHUTNÉ, ZVLÁŠTĚ KDYŽ JSOU NAMOČENÉ V ČESNEKOVÉ MAJONÉZE.

VEPŘOVÉ

- 1 2½ až 3 libry vepřové plece s kostí
- 2 lžičky mletých ancho chilli
- 2 lžičky mletého kmínu
- 1 lžička semen kmínu, mírně rozdrcených
- 1 lžička mletého koriandru
- ½ lžičky mleté kurkumy
- ¼ lžičky mleté skořice
- 3 lžíce olivového oleje

BRAMBŮRKY

- 4 střední sladké brambory (asi 2 libry), oloupané a nakrájené na ½ palce silné plátky
- ½ lžičky drcené červené papriky
- ½ lžičky cibulového prášku
- ½ lžičky česnekového prášku
- Olivový olej

1 cibule, nakrájená nadrobno

Paleo Aïoli (česneková majonéza) (viz recept)

1. Předehřejte troubu na 300° F. Z masa ořízněte tuk. V malé misce smíchejte mleté ancho chilli, mletý kmín, semena kmínu, koriandr, kurkumu a skořici. Maso posypeme směsí koření; Maso rovnoměrně rozetřete prsty.

2. V 5- až 6litrovém hrnci odolném vůči troubě rozehřejte 1 lžíci olivového oleje na středně vysokou teplotu. Vepřové maso opečeme ze všech stran na rozpáleném oleji. Přikryjte a pečte asi 4 hodiny, nebo dokud není maso velmi měkké a teploměr na maso neukazuje 190 ° F. Vyjměte holandskou troubu z trouby. Nechte stát přikryté, zatímco budete připravovat hranolky a cibuli, 1 lžíci tuku si odložte do holandské trouby.

3. Zvyšte teplotu trouby na 400° F. Pro batátové hranolky smíchejte sladké brambory, zbývající 2 lžíce olivového oleje, drcenou červenou papriku, cibulový prášek a česnekový prášek ve velké misce; hodit na kabát. Jeden velký nebo dva malé pekáče vyložte alobalem; potřete extra olivovým olejem. Batáty rozložte v jedné vrstvě na připravené plechy. Pečte asi 30 minut nebo do změknutí a v polovině vaření batáty otočte.

4. Mezitím vyjměte maso z holandské trouby; Zakryjte hliníkovou fólií, aby zůstaly teplé. Slijte tuk, ponechte si 1 polévkovou lžíci tuku. Uložený tuk vraťte do holandské trouby. Přidejte cibuli; vařte na středním plameni asi 5 minut nebo do měkka, občas promíchejte.

5. Přesuňte vepřové maso a cibuli na servírovací talíř. Pomocí dvou vidliček nakrájejte vepřové maso na velké

kusy. Trhané vepřové maso a hranolky podávejte s Paleo Aïoli.

KUBÁNSKÁ GRILOVANÁ VEPŘOVÁ PLEC

DOMÁCÍ PRÁCE:15 minut Marinování: 24 hodin Grilování: 2 hodiny 30 minut Odpočinek: 10 minut Výtěžnost: 6 až 8 porcí

ZNÁMÝ V ZEMI PŮVODU JAKO "LECHÓN ASADO",TATO VEPŘOVÁ PEČENĚ JE MARINOVANÁ V KOMBINACI ČERSTVÝCH CITRUSOVÝCH ŠŤÁV, KOŘENÍ, DRCENÉ ČERVENÉ PAPRIKY A CELÉ CIBULE MLETÉHO ČESNEKU. VAŘENÍM NA ŽHAVÉM UHLÍ PO NAMOČENÍ PŘES NOC V MARINÁDĚ ZÍSKÁ NEUVĚŘITELNOU CHUŤ.

- 1 stroužek česneku, stroužky oddělené, oloupané a nakrájené
- 1 šálek nahrubo nakrájené cibule
- 1 šálek olivového oleje
- 1⅓ šálku čerstvé citronové šťávy
- ⅔ šálku čerstvé pomerančové šťávy
- 1 lžíce mletého kmínu
- 1 lžíce sušeného oregana, drceného
- 2 lžičky čerstvě mletého černého pepře
- 1 lžička drcené červené papriky
- 1 4 až 5 kilo pečená vepřová plec bez kosti

1. Na marinádu rozdělte hlavičky česneku na stroužky. Oloupejte a nasekejte hřebíček; vložte do velké mísy. Přidejte cibuli, olivový olej, limetkovou šťávu, pomerančovou šťávu, kmín, oregano, černý pepř a drcenou červenou papriku. Dobře promícháme a dáme stranou.

2. Vepřovou pečeni ze všech stran hluboce propíchněte vykosťovacím nožem. Pečeni opatrně vložte do marinády a ponořte ji co nejvíce do tekutiny. Misku pevně zakryjte plastovým obalem. Marinujte v lednici 24 hodin, jednou obraťte.

3. Vyjměte vepřové maso z marinády. Nalijte marinádu do středně velké pánve. Přivést k varu; vaříme 5 minut. Odstraňte z ohně a nechte vychladnout. Odložit stranou.

4. U grilu na dřevěné uhlí umístěte uhlíky na střední teplotu kolem odkapávací pánve. Zkuste to na středním plameni na pánvi. Maso položte na grilovací rošt nad pánví. Přikryjte a grilujte 2½ až 3 hodiny nebo dokud teploměr s okamžitým odečtem vložený do středu pečeně nezaznamená 140 °F. (U plynového grilu předehřejte gril. Snižte teplotu na střední. Upravte propečení. Umístěte maso na grilovací rošt s vypnutým hořákem. Přikryjte a grilujte podle pokynů.) Vyjměte maso z grilu. Volně přikryjte fólií a nechte 10 minut odpočívat, než budete krájet nebo házet.

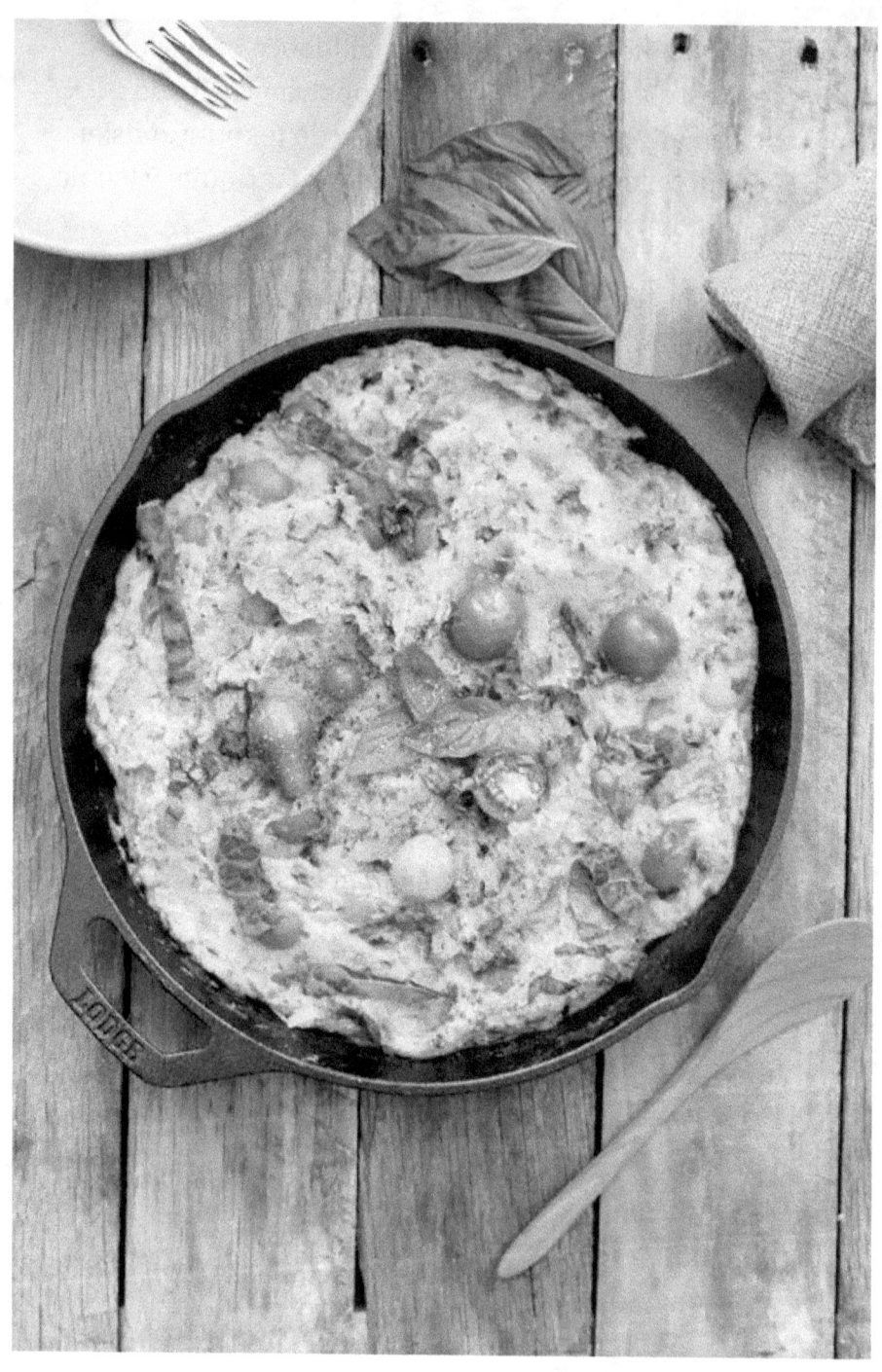

PIKANTNÍ ITALSKÁ VEPŘOVÁ PEČENĚ SE ZELENINOU

DOMÁCÍ PRÁCE:20 minut pečení: 2 hodiny 25 minut odpočinku: 10 minut Výtěžnost: 8 porcí

"ČERSTVÉ JE NEJLEPŠÍ" JE DOBRÁ MANTRAŘIĎTE SE, POKUD JDE O VAŘENÍ VĚTŠINU ČASU. SUŠENÉ BYLINKY VŠAK SKVĚLE FUNGUJÍ JAKO POMAZÁNKA NA MASO. JAK BYLINKY SCHNOU, JEJICH CHUŤ SE STÁVÁ KONCENTROVANĚJŠÍ. KDYŽ SE DOSTANOU DO KONTAKTU S VLHKOSTÍ V MASE, UVOLNÍ DO MASA SVÉ AROMA, JAKO V TÉTO PEČENI NA ITALSKÝ ZPŮSOB S PETRŽELKOU, FENYKLEM, OREGANEM, ČESNEKEM A PÁLIVOU NASEKANOU ČERVENOU PAPRIKOU.

2 lžíce sušené petrželky, mleté

2 lžíce drcených semínek fenyklu

4 lžičky drceného sušeného oregana

1 lžička čerstvě mletého černého pepře

½ lžičky drcené červené papriky

4 stroužky česneku, nakrájené

1 4kilogramová vepřová plec s kostí

1 až 2 lžíce olivového oleje

1¼ šálku vody

2 střední cibule, oloupané a nakrájené na kroužky

1 velká bulva fenyklu, oříznutá, zbavená jádřinců a nakrájená na měsíčky

2 libry růžičkové kapusty

1. Předehřejte troubu na 325° F. Smíchejte petržel, fenyklová semínka, oregano, černý pepř, drcenou červenou papriku a česnek v malé misce; dát stranou. Je-li třeba, vepřovou pečínku vyvažte. Z masa odřízněte

tuk. Maso ze všech stran potřeme směsí koření. Pokud chcete, smažte znovu, aby zůstaly pohromadě.

2. Zahřejte olej v holandské troubě na středně vysokou teplotu. Na rozpáleném oleji opečeme maso ze všech stran. Vypusťte tuk. Kolem výpeku v holandské troubě zalijeme vodou. Pečeme odkryté 1 a půl hodiny. Cibuli a fenykl rozmístěte kolem pečeného vepřového masa. Přikryjte a opékejte dalších 30 minut.

3. Mezitím odřízněte stonky růžičkové kapusty a odstraňte zvadlé vnější listy. Růžičkovou kapustu překrojte napůl. Přidejte růžičkovou kapustu do holandské trouby a položte ji na ostatní zeleninu. Přikryjte a grilujte dalších 30 až 35 minut, nebo dokud zelenina a maso nezměknou. Maso položte na servírovací talíř a zakryjte alobalem. Před řezáním nechte 15 minut odpočinout. Zeleninu přelijte šťávou z pánve. Pomocí děrované lžíce položte zeleninu na servírovací talíř nebo misku; přikryjte, abyste zůstali v teple.

4. Velkou lžící odstraňte tuk ze šťávy. Zbylou šťávu z pánve slijte přes sítko. Vepřové maso nakrájíme, vyjmeme kost. Maso podávejte se zeleninou a šťávou z pánve.

VEPŘOVÁ PANENKA V POMALÉM HRNCI

DOMÁCÍ PRÁCE: 20 minut pomalého vaření: 8 až 10 hodin (nízká) nebo 4 až 5 hodin (vysoká) Výtěžnost: 8 porcí

S KMÍNEM, KORIANDREM, OREGANEM, RAJČATY, MANDLEMI, ROZINKAMI, CHILLI A ČOKOLÁDOU, TATO BOHATÁ A ŠTIPLAVÁ OMÁČKA MÁ V DOBRÉM SLOVA SMYSLU HODNĚ. JE TO IDEÁLNÍ JÍDLO, KTERÝM ZAČNETE RÁNO, NEŽ ZAČNETE SVŮJ DEN. KDYŽ SE VRÁTÍTE DOMŮ, VEČEŘE JE TÉMĚŘ HOTOVÁ A VÁŠ DŮM NÁDHERNĚ VONÍ.

- 1 3 librová pečená vepřová plec bez kosti
- 1 šálek nahrubo nakrájené cibule
- 3 stroužky česneku, nakrájené na plátky
- 1½ šálku vývaru z hovězích kostí (viz recept), vývar z kuřecích kostí (viz recept) nebo kuřecí či hovězí vývar bez přidané soli
- 1 lžíce mletého kmínu
- 1 lžíce mletého koriandru
- 2 lžičky sušeného drceného oregana
- 1 15-uncová plechovka nesolená, přidaná nakrájená rajčata, okapaná
- 16 uncí rajčatového protlaku bez přidané soli
- ½ šálku nakrájených mandlí, opražených (viz sklon)
- ¼ šálku nesířených rozinek nebo zlatého rybízu
- 2 unce neslazené čokolády (jako je Scharffen Berger 99% kakaová tyčinka), hrubě nasekané
- 1 sušené chilli nebo chipotle
- 2 4palcové tyčinky skořice
- ¼ šálku čerstvého koriandru, nasekaného

1 avokádo, oloupané, zbavené semínek a nakrájené na tenké plátky
1 limetka, nakrájená na měsíčky
⅓ šálku nesolených pražených zelených dýňových semínek (volitelně) (viz<u>sklon</u>)

1. Ořízněte tuk z vepřové pečeně. V případě potřeby nakrájejte maso tak, aby se vešlo do 5- až 6litrového pomalého hrnce; dát stranou.

2. Smíchejte cibuli a česnek v pomalém hrnci. Ve skleněné odměrce na 2 šálky smíchejte vývar z hovězích kostí, kmín, koriandr a oregano; nalít do hrnce. Přidejte na kostičky nakrájená rajčata, rajčatový protlak, mandle, rozinky, čokoládu, sušené chilli a tyčinky skořice. Vložte maso do hrnce. Navrch nalijte část rajčatové směsi. Přikryjte a vařte na nízkou teplotu 8 až 10 hodin nebo na vysokou teplotu 4 až 5 hodin nebo dokud vepřové maso nezměkne.

3. Přesuňte vepřové maso na prkénko; trochu vychladnout. Maso nalámejte na kousky dvěma vidličkami. Maso zakryjte alobalem a uložte.

4. Vyjměte a vyhoďte sušené chilli papričky a tyčinky skořice. Velkou lžící odstraňte tuk z rajčatové směsi. Přesuňte rajčatovou směs do mixéru nebo kuchyňského robotu. Zakryjte a rozmixujte nebo zpracujte téměř do hladka. Vraťte vepřové maso a omáčku do pomalého hrnce. Nechte teplé na mírném ohni, dokud není připraveno k podávání, až 2 hodiny.

5. Těsně před podáváním přidáme koriandr. Krtek se podává v miskách a ozdobený plátky avokáda, měsíčky limetky a na přání dýňovými semínky.

DUŠENÉ VEPŘOVÉ MASO A DÝNĚ S KMÍNEM

DOMÁCÍ PRÁCE: 30 minut vaření: 1 hodina Výtěžnost: 4 porce

HOŘČIČNÉ ZELENÉ S PEPŘEM A DÝŇOVOU HOŘČICÍ DODEJTE TOMUTO GULÁŠI OKOŘENĚNÉMU VÝCHODOEVROPSKÝMI CHUTĚMI ZÁŘIVOU BARVU A SPOUSTU VITAMÍNŮ, VLÁKNINY A KYSELINY LISTOVÉ.

- 1 1¼ až 1½ libry pečené vepřové plec
- 1 lžička papriky
- 1 lžíce kmínových semínek, jemně drcených
- 2 lžičky suché hořčice
- ¼ lžičky kajenského pepře
- 2 lžíce rafinovaného kokosového oleje
- 8 uncí na tenké plátky nakrájených čerstvých hub
- 2 stonky celeru, nakrájené příčně na 1-palcové plátky
- 1 malá červená cibule, nakrájená na tenké plátky
- 6 nasekaných stroužků česneku
- 5 šálků vývaru z kuřecích kostí (viz recept) nebo kuřecí vývar bez přidané soli
- 2 šálky máslové dýně, oloupané a nakrájené na kostičky
- 3 šálky hrubě nasekané hořčice nebo zelené hořčice
- 2 lžíce čerstvé šalvěje nakrájené na proužky
- ¼ šálku čerstvé citronové šťávy

1. Ořízněte tuk z vepřového masa. Nakrájejte vepřové maso na 1½-palcové kostky; vložte do velké mísy. V malé misce smíchejte papriku, kmín, suchou hořčici a kajenský pepř. Posypte vepřové maso a promíchejte, aby se rovnoměrně obalilo.

2. Ve 4- až 5litrovém hrnci rozehřejte na středním plameni kokosový olej. Přidejte polovinu masa; za občasného míchání vaříme do zhnědnutí. Vyjměte maso z pánve. Opakujte se zbývajícím masem. Rezervujte si maso.

3. Přidejte houby, celer, červenou cibuli a česnek do holandské trouby. Za občasného míchání vařte 5 minut. Vraťte maso do holandské trouby. Opatrně zalijte vývarem z kuřecích kostí. Přivést k varu; snížit teplo. Přikryjte a vařte na mírném ohni 45 minut. Přidejte dýni. Přikryjte a vařte dalších 10 až 15 minut, nebo dokud vepřové maso a tykev nezměknou. Přidejte zelené hořčice a šalvěj. Vařte 2 až 3 minuty nebo dokud zelenina nezměkne. Přidejte citronovou šťávu.

VRCHNÍ SVÍČKOVÁ PLNĚNÁ OVOCEM S BRANDY OMÁČKOU

DOMÁCÍ PRÁCE:30 minut vaření: 10 minut pečení: 1 hodina a 15 minut doba odpočinku: 15 minut Výtěžnost: 8 až 10 porcí

TATO ELEGANTNÍ PEČENĚ JE IDEÁLNÍ PROZVLÁŠTNÍ PŘÍLEŽITOSTI NEBO RODINNÉ SETKÁNÍ, ZEJMÉNA NA PODZIM. JEHO PŘÍCHUTĚ (JABLKO, MUŠKÁTOVÝ OŘÍŠEK, SUŠENÉ OVOCE A OŘECHY) VYSTIHUJÍ PODSTATU TÉTO SEZÓNY. PODÁVÁME S BRUSINKOVÝM BATÁTOVÝM PYRÉ A SALÁTEM Z PEČENÉ ŘEPY (VIZRECEPT).

HOVĚZÍ PEČENĚ
- 1 lžíce olivového oleje
- 2 šálky oloupaných a nakrájených jablek Granny Smith (asi 2 střední)
- 1 najemno nakrájená šalotka
- 1 lžíce čerstvého tymiánu, nakrájeného na proužky
- ¾ lžičky čerstvě mletého černého pepře
- ⅛ lžičky mletého muškátového oříšku
- ½ šálku nakrájených nesířených sušených meruněk
- ¼ šálku nasekaných vlašských ořechů, opečených (vizsklon)
- 1 hrnek vývaru z kuřecích kostí (vizrecept) nebo kuřecí vývar bez přidané soli
- 1 3 libry vykostěné pečené vepřové panenky bez kosti (obyčejný filet)

BRANDY OMÁČKA
- 2 polévkové lžíce jablečného moštu
- 2 lžíce brandy

1 lžička dijonské hořčice (viz<u>recept</u>)
čerstvě mletý černý pepř

1. Na náplň rozehřejte olivový olej ve velké pánvi na středním plameni. Přidejte jablka, šalotku, tymián, ¼ lžičky pepře a muškátový oříšek; za občasného míchání vařte 2 až 4 minuty nebo dokud jablka a šalotka nezměknou a lehce zhnědnou. Přidejte meruňky, vlašské ořechy a 1 lžíci vývaru. Odkryté vařte 1 minutu, aby meruňky změkly. Sundejte z plotny a dejte stranou.

2. Předehřejte troubu na 325° F. Nařízněte vepřovou pečínku podélným zářezem podél středu pečeně a nakrájejte ½ palce z druhé strany. Pečeni rozložte. Umístěte nůž do V-řezu tak, aby směřoval vodorovně k jedné straně V a odřízněte ½ palce ze strany. Opakujte na druhé straně písmene V. Pečeni rozbalte a přikryjte igelitem. Postupujte od středu k okrajům a pečínku rozklepejte paličkou na maso, dokud nebude tlustá asi ¾ palce. Odstraňte a zlikvidujte plastový obal. Náplň rozetřeme na pečeně. Začněte na kratší straně a pečínku sviňte do spirály. Svažte na několika místech kuchyňským provázkem ze 100% bavlny, aby pečeně držely pohromadě. Pečeně posypte zbylou ½ lžičky pepře.

3. Pečeni položte na mřížku do mělkého pekáčku. Do středu pečeně (ne do náplně) vložte teploměr trouby. Pečte odkryté 1 hodinu 15 minut až 1 hodinu 30 minut nebo dokud teploměr nezaregistruje 145 °F. Pečeně vyjměte a volně přikryjte alobalem; před řezáním nechte 15 minut odpočinout.

4. Mezitím na brandy omáčku vmíchejte zbývající vývar a jablečný mošt do tuku z pánve a míchejte, aby se seškrábly zhnědlé kousky. Přecedíme tuk do středního hrnce. Přivést k varu; vařte asi 4 minuty nebo dokud se omáčka nezredukuje o jednu třetinu. Přidejte brandy a dijonskou hořčici. Dochuťte podle chuti dalším pepřem. Omáčku podáváme s pečeným vepřovým masem.

VEPŘOVÁ PEČENĚ NA ZPŮSOB PORCHETTA

DOMÁCÍ PRÁCE: 15 minut Marinování: Odpočinek přes noc: 40 minut Pečení: 1 hodina Výtěžek: 6 porcí

ITALSKÁ TRADIČNÍ PORCHETTA (NĚKDY HLÁSKOVANÉ PORKETTA V AMERICKÉ ANGLIČTINĚ) JE VYKOSTĚNÉ PRSO PLNĚNÉ ČESNEKEM, FENYKLEM, PEPŘEM A BYLINKAMI, JAKO JE ŠALVĚJ NEBO ROZMARÝN, POTÉ NAPÍCHNUTÉ NA JEHLE A GRILOVANÉ NA DŘEVĚ. BÝVÁ TAKÉ VELMI SLANÁ. TATO PALEO VERZE JE ZJEDNODUŠENÁ A VELMI CHUTNÁ. POKUD CHCETE, NAHRAĎTE ŠALVĚJ ČERSTVÝM ROZMARÝNEM NEBO POUŽIJTE SMĚS OBOU BYLIN.

- 1 2 až 3 libry vykostěné vepřové pečeně
- 2 lžíce semínek fenyklu
- 1 lžička zrnek černého pepře
- ½ lžičky drcené červené papriky
- 6 nasekaných stroužků česneku
- 1 lžíce jemně nastrouhané pomerančové kůry
- 1 lžíce čerstvé šalvěje nakrájené na proužky
- 3 lžíce olivového oleje
- ½ šálku suchého bílého vína
- ½ šálku vývaru z kuřecích kostí (viz recept) nebo kuřecí vývar bez přidané soli

1. Vyjměte pečené vepřové maso z chladničky; Nechte stát 30 minut při pokojové teplotě. Mezitím v malé pánvi na středním ohni za častého míchání opékejte fenyklová semínka asi 3 minuty, nebo dokud neztmavnou a nebudou voňavá; Studený. Přendejte do čistého mlýnku na koření nebo mlýnku na kávu. Přidejte kuličky pepře

a mletou červenou papriku. Namelte na středně jemnou konzistenci. (Nemelte na prášek.)

2. Předehřejte troubu na 325° F. V malé misce smíchejte mleté koření, česnek, pomerančovou kůru, šalvěj a olivový olej, abyste vytvořili pastu. Pečené vepřové maso položte na rošt v malém pekáči. Směsí potřete vepřové maso. (Pokud chcete, umístěte ochucené vepřové maso do skleněné zapékací mísy o rozměrech 9 x 13 x 2 palce. Zakryjte plastovým obalem a nechte přes noc v chladničce marinovat. Před pečením přeneste maso do pekáče a nechte ho při pokojové teplotě 30 minut před vařením...)

3. Pečte vepřové maso 1 až 1½ hodiny, nebo dokud teploměr vložený do středu pečeně nezaznamená 145° F. Pečeni přeneste na prkénko a volně přikryjte hliníkovou fólií. Před krájením nechte 10 až 15 minut odstát.

4. Mezitím nalijte šťávu z pánve do skleněné odměrky. Odřízněte tuk shora; dát stranou. Umístěte pánev na hořák sporáku. Do pánve nalijte víno a vývar z kuřecích kostí. Přiveďte k varu na středně vysoké teplotě a míchejte, aby se seškrábly všechny zhnědlé kousky. Vařte asi 4 minuty nebo dokud se směs mírně nezredukuje. Vmíchejte vyhrazenou šťávu z pánve; Tlak. Vepřové maso nakrájíme na plátky a podáváme s omáčkou.

DUŠENÝ VEPŘOVÝ ŘÍZEK S TOMATILLO

DOMÁCÍ PRÁCE:40 minut vaření: 10 minut vaření: 20 minut vaření: 40 minut odstát: 10 minut: 6 až 8 porcí

TOMATILLOS MAJÍ LEPKAVÝ, SÝROVÝ POVLAKPOD JEJICH PAPÍROVOU KŮŽÍ. PO ODSTRANĚNÍ SKOŘÁPEK JE RYCHLE OPLÁCHNĚTE POD TEKOUCÍ VODOU A JSOU PŘIPRAVENY K POUŽITÍ.

1 libra rajčat, oloupaných, odstopkovaných a umytých

4 serrano papriky, zbavené stopek, pecky a rozpůlené (vizsklon)

2 jalapeños, zbavené stopek, pecky a nakrájené na poloviny (vizsklon)

1 velká žlutá paprika, zbavená stopek, pecky a nakrájená na poloviny

1 velká oranžová paprika bez stonků, semínek a nakrájená na polovinu

2 lžíce olivového oleje

1 2 až 2 ½ libry vykostěné vepřové pečeně

1 velká žlutá cibule, oloupaná, rozpůlená a nakrájená na tenké plátky

4 stroužky česneku, nakrájené

¾ šálku vody

¼ šálku čerstvé limetkové šťávy

¼ šálku čerstvého koriandru, nasekaného

1. Předehřejte gril na vysokou teplotu. Pekáč zakryjte hliníkovou fólií. Rajčata, serrano papričky, jalapeños a papriky rozložte na připravený plech. Zeleninu grilujte 4 palce od ohně, dokud dobře nezuhelnatí, občas otočte rajčata a vyjměte zeleninu, když je ohořelá, 10 až 15

minut. Serrano, jalapeños a rajčata dejte do misky. Umístěte sladkou papriku na talíř. Zeleninu dejte stranou, aby vychladla.

2. Ve velké pánvi rozehřejte olej na středně vysokou teplotu, dokud se nebude třpytit. Pečené vepřové maso osušte čistými papírovými utěrkami a přidejte na pánev. Pečeme ze všech stran dozlatova, aby se pečeně opekly rovnoměrně. Pečeně přendáme na talíř. Snižte teplotu na střední. Přidejte cibuli do pánve; vařte a míchejte 5 až 6 minut nebo do zlatohnědé. Přidejte česnek; vařte ještě 1 minutu. Odstraňte pánev z ohně.

3. Předehřejte troubu na 350° F. Na tomatillo omáčku rozmixujte rajčata, serranos a jalapeños v kuchyňském robotu nebo mixéru. Zakryjte a rozmixujte nebo zpracujte do hladka; přidáme k cibuli na pánvi. Znovu zahřejte pánev. Přivést k varu; vařte 4 až 5 minut nebo dokud není směs tmavá a hustá. Přidejte vodu, citronovou šťávu a koriandr.

4. Tomatillo omáčku rozprostřete do mělké zapékací mísy nebo 3-litrového obdélníkového pekáčku. Do omáčky vložte pečené vepřové maso. Dobře zakryjte hliníkovou fólií. Pečte 40 až 45 minut nebo dokud teploměr s okamžitým odečtem vložený do středu pečeně neukáže 140 °F.

5. Papriku nakrájíme na proužky. Přidejte tomatillo omáčku do pánve. Skladujte volně s fólií; necháme 10 minut odpočinout. Nakrájejte maso; zamíchejte omáčku. Podávejte nakrájené vepřové maso přelité tomatillo omáčkou.

VEPŘOVÝ ŘÍZEK PLNĚNÝ MERUŇKAMI

DOMÁCÍ PRÁCE:20 minut pečení: 45 minut odpočinek: 5 minut
Výtěžnost: 2 až 3 porce

2 středně velké čerstvé meruňky, nasekané nahrubo
2 lžíce rozinek bez síry
2 lžíce nasekaných vlašských ořechů
2 lžičky strouhaného čerstvého zázvoru
¼ lžičky mletého kardamomu
1 12-uncová vepřová panenka
1 lžíce olivového oleje
1 lžíce dijonské hořčice (viz<u>recept</u>)
¼ lžičky černého pepře

1. Předehřejte troubu na 375° F. Plech vyložte hliníkovou fólií; umístěte na plech pečicí mřížku.

2. V malé misce smíchejte meruňky, rozinky, vlašské ořechy, zázvor a kardamom.

3. Udělejte podélný řez uprostřed vepřového masa odříznutím ½ palce z druhé strany. motýl na otevírání Umístěte vepřové maso mezi dvě vrstvy potravinářské fólie. Plochou stranou paličky na maso lehce naklepejte maso na tloušťku 1/3 palce. Ohněte konec ocasu tak, aby vznikl rovnoměrný obdélník. Maso lehce propíchejte, aby bylo rovnoměrné.

4. Meruňkovou směs potřete vepřovým masem. Začněte na užším konci a rolujte vepřové maso. Svažte kuchyňským provázkem ze 100% bavlny, nejprve

uprostřed a poté v rozestupech 1 cm. Umístěte pečeně na mřížku.

5. Smíchejte olivový olej a dijonskou hořčici; potřít pečeně. Pečeně posypeme pepřem. Pečte 45 až 55 minut, nebo dokud teploměr s okamžitým odečtem vložený do středu pečeně nezaznamená 140° F. Před vykrajováním nechte 5 až 10 minut stát.

VEPŘOVÝ ŘÍZEK V BYLINKOVÉ KRUSTĚ S KŘUPAVÝM ČESNEKOVÝM OLEJEM

DOMÁCÍ PRÁCE:15 minut pečení: 30 minut vaření: 8 minut odpočinutí: 5 minut Výtěžnost: 6 porcí

- ⅓ šálku dijonské hořčice (viz<u>recept</u>)
- ¼ šálku nasekané čerstvé petrželky
- 2 lžíce čerstvého tymiánu, nakrájeného na proužky
- 1 lžíce čerstvého rozmarýnu, nakrájeného na proužky
- ½ lžičky černého pepře
- 2 vepřové panenky, každá 12 uncí
- ½ šálku olivového oleje
- ¼ šálku mletého čerstvého česneku
- ¼ až 1 lžička drcené červené papriky

1. Předehřejte troubu na 450° F. Plech vyložte hliníkovou fólií; umístěte na plech pečicí mřížku.

2. V malé misce smíchejte hořčici, petržel, tymián, rozmarýn a černý pepř, abyste vytvořili pastu. Vrch a boky vepřového masa potřeme směsí hořčice a bylinek. Přeneste vepřové maso na gril k opékání. Vložte pečeni do trouby; snížit teplotu na 375 °F. Pečte 30 až 35 minut, nebo dokud teploměr s okamžitým odečtem vložený do středu pečeně nezaznamená 140° F. Před vykrajováním nechte 5 až 10 minut stát.

3. Mezitím pro česnekový olej smíchejte na malé pánvi olivový olej a česnek. Vařte na středně mírném ohni 8 až 10 minut, nebo dokud česnek nezezlátne a nezačne křupat (nenechte česnek připálit). Odstraňte z tepla;

přidáme mletou červenou papriku. Nakrájejte vepřové maso; před podáváním plátky přelijeme česnekovým olejem.

INDICKÉ KOŘENĚNÉ VEPŘOVÉ MASO S KOKOSOVOU OMÁČKOU

OD ZAČÁTKU DO KONCE:Výtěžnost 20 minut: 2 jídla

3 lžičky kari
2 lžičky nesolené garam masaly
1 lžička mletého kmínu
1 lžička mletého koriandru
1 12-uncová vepřová panenka
1 lžíce olivového oleje
½ šálku běžného kokosového mléka (jako je značka Nature's Way)
¼ šálku čerstvého koriandru, nasekaného
2 lžíce nasekané čerstvé máty

1. V malé misce smíchejte po 2 lžičkách kari, garam masala, římský kmín a koriandr. Nakrájejte vepřové maso na ½-palcové plátky; posypeme kořením. .

2. Ve velké pánvi na středním plameni rozehřejte olivový olej. Přidejte vepřové kotlety na pánev; vaříme 7 minut, jednou otočíme. Odstraňte vepřové maso z pánve; přikryjte, abyste zůstali v teple. Na omáčku přidejte do pánve kokosové mléko a zbývající lžičku kari a míchejte, abyste seškrábali všechny kousky. Vařte na mírném ohni 2 až 3 minuty. Přidejte koriandr a mátu. Přidejte vepřové maso; vaříme, dokud se nezahřeje, zalijeme omáčkou vepřové maso.

VEPŘOVÉ ESCALOPINI S JABLKY A PIKANTNÍMI KAŠTANY

DOMÁCÍ PRÁCE: 20 minut vaření: 15 minut Výtěžek: 4 porce

- 2 vepřové panenky, každá 12 uncí
- 1 polévková lžíce cibulového prášku
- 1 polévková lžíce česnekového prášku
- ½ lžičky černého pepře
- 2 až 4 lžíce olivového oleje
- 2 jablka Fuji nebo Pink Lady, oloupaná, zbavená jádřinců a nahrubo nakrájená
- ¼ šálku jemně nakrájené šalotky
- ¾ lžičky mleté skořice
- ⅛ lžičky mletého hřebíčku
- ⅛ lžičky mletého muškátového oříšku
- ½ šálku vývaru z kuřecích kostí (viz recept) nebo kuřecí vývar bez přidané soli
- 2 lžíce čerstvé citronové šťávy
- ½ šálku pečených vyloupaných kaštanů, nasekaných* nebo nasekaných vlašských ořechů
- 1 lžíce čerstvé šalvěje nakrájené na proužky

1. Nakrájejte plátek na ½ palce silné plátky. Vložte vepřové plátky mezi dvě vrstvy plastového obalu. Plochou stranou paličky na maso rozklepejte do hladka. Plátky posypte cibulovým práškem, česnekovým práškem a černým pepřem.

2. Zahřejte 2 lžíce olivového oleje ve velké pánvi na středním plameni. Vepřové maso vařte po dávkách 3 až 4 minuty, jednou otočte a podle potřeby přidejte olej.

Přeneste vepřové maso na talíř; přikryjte a udržujte v teple.

3. Zvyšte teplotu na středně vysokou. Přidejte jablka, šalotku, skořici, hřebíček a muškátový oříšek. Vařte a míchejte 3 minuty. Přidejte vývar z kuřecích kostí a citronovou šťávu. Zakryjte a vařte 5 minut. Odstraňte z tepla; přidejte kaštany a šalvěj. Jablečnou směs podávejte k vepřovému masu.

*Poznámka: Chcete-li upéct kaštany, předehřejte troubu na 400° F. Na jedné straně kaštanové skořápky označte X. To umožní, aby se skořápka při vaření uvolnila. Kaštany položte na plech a pečte 30 minut nebo dokud se skořápka od ořechu neoddělí a ořechy nezměknou. Pečený kaštan zabalte do čisté kuchyňské utěrky. Oloupejte nažloutlé bílé slupky a slupku vlašského ořechu.

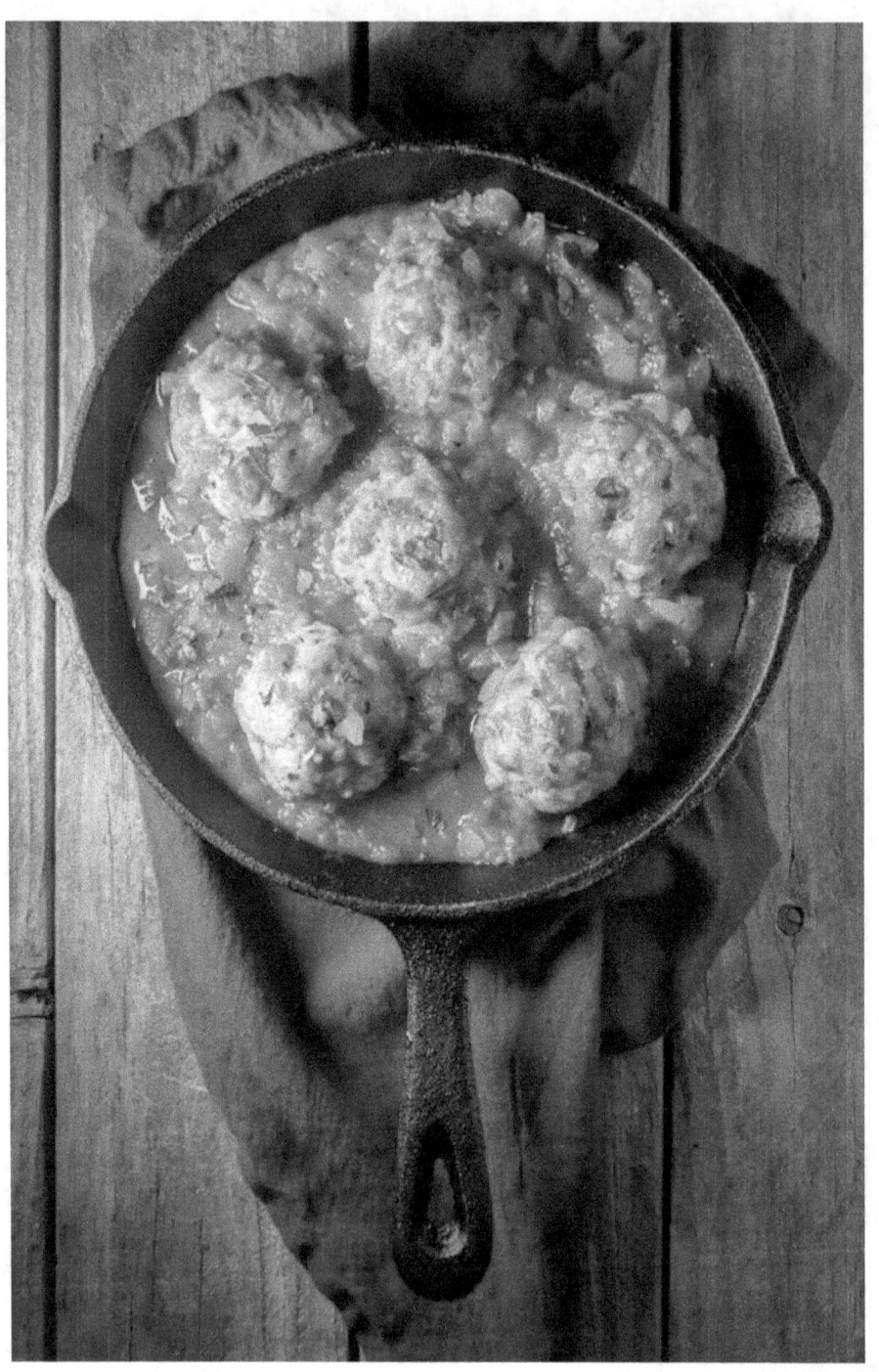

SMAŽENÉ VEPŘOVÉ FAJITAS

DOMÁCÍ PRÁCE:Doba vaření: 20 minut: 22 minut Výtěžek: 4 porce

- 1 libra vepřové panenky, nakrájená na 2-palcové proužky
- 3 lžíce fajita koření bez soli nebo mexického koření (viz recept)
- 2 lžíce olivového oleje
- 1 malá cibule, nakrájená nadrobno
- ½ červené papriky, zbavené semínek a nakrájené na tenké plátky
- ½ sladké pomerančové papriky, zbavené semínek a nakrájené na tenké plátky
- 1 jalapeño, stopkaté a nakrájené na tenké plátky (viz sklon) (Volitelné)
- ½ lžičky semínek kmínu
- 1 šálek na tenké plátky nakrájených čerstvých hub
- 3 lžíce čerstvé citronové šťávy
- ½ šálku čerstvého koriandru, nakrájeného na proužky
- 1 avokádo, oloupané a nakrájené na kostičky

Požadovaná omáčka (viz recepty)

1. Vepřové maso posypte 2 lžícemi fajita koření. Zahřejte 1 lžíci oleje ve velmi velké pánvi na středně vysokou teplotu. Přidejte polovinu vepřového masa; vaříme a mícháme asi 5 minut nebo dokud přestane být růžové. Maso přendejte do mísy a přikryjte, aby zůstalo teplé. Opakujte se zbývajícím olejem a vepřovým masem.

2. Nastavte teplotu na střední. Přidejte zbývající 1 polévkovou lžíci fajita koření, cibuli, papriku, jalapeno a kmín. Vařte a míchejte asi 10 minut nebo dokud

zelenina nezměkne. Všechno maso a případnou nahromaděnou šťávu vraťte do pánve. Přidejte houby a citronovou šťávu. Vařte do úplného zahřátí. Odstraňte pánev z tepla; přidat koriandr. Podávejte s avokádem a požadovanou omáčkou.

VEPŘOVÝ ŘÍZEK S PORTSKÝM VÍNEM A SUŠENÝMI ŠVESTKAMI

DOMÁCÍ PRÁCE:10 minut pečení: 12 minut odpočinek: 5 minut
Výtěžnost: 4 porce

PORTSKÉ JE VELKORYSÉ VÍNO,COŽ ZNAMENÁ, ŽE SE PŘIDÁVÁ LIHOVINA PODOBNÁ BRANDY, ABY SE ZASTAVIL PROCES FERMENTACE. TO ZNAMENÁ, ŽE OBSAHUJE VÍCE ZBYTKOVÉHO CUKRU NEŽ ČERVENÉ STOLNÍ VÍNO A MÁ TEDY SLADŠÍ CHUŤ. NENÍ TO NĚCO, CO BYSTE CHTĚLI PÍT KAŽDÝ DEN, ALE OBČASNÉ MALÉ VAŘENÍ JE V POŘÁDKU.

2 vepřové panenky, každá 12 uncí
2½ lžičky mletého koriandru
¼ lžičky černého pepře
2 lžíce olivového oleje
1 šalotka, nakrájená na plátky
½ šálku portu
½ šálku vývaru z kuřecích kostí (viz recept) nebo kuřecí vývar bez přidané soli
20 suchých vypeckovaných švestek (švestky)
½ lžičky drcené červené papriky
2 lžičky čerstvého estragonu nakrájeného na proužky

1. Předehřejte troubu na 400° F. Posypte vepřové maso 2 lžičkami koriandru a černého pepře.

2. Olivový olej rozehřejte ve velké pánvi vhodné do trouby na středně vysokou teplotu. Přidejte filety do pánve. Vařte do zhnědnutí ze všech stran, rovnoměrně opečené, asi 8 minut. Vložte pánev do trouby. Grilujte odkryté asi 12 minut, nebo dokud teploměr s

okamžitým odečtem vložený do středu pečeně nezaznamená 140° F. Filety přeneste na prkénko. Volně přikryjte fólií a nechte 5 minut odpočívat.

3. Mezitím na omáčku slijeme tuk z pánve a necháme si 1 polévkovou lžíci. Šalotku vařte v odloženém tuku na pánvi na středním plameni asi 3 minuty nebo do zlatohnědé a měkké. Přidejte port do pánve. Přiveďte k varu a míchejte, aby se seškrábly všechny zhnědlé kousky. Přidejte vývar z kuřecích kostí, sušené švestky, drcenou červenou papriku a zbývající ½ lžičky koriandru. Vařte na středně vysokém ohni, dokud se mírně nezredukuje, asi 1 až 2 minuty. Přidejte estragon.

4. Vepřové maso nakrájíme na plátky a podáváme se sušenými švestkami a omáčkou.

VEPŘOVÉ POHÁRY VE STYLU MOO SHU NA ZELENÉM SALÁTU S RYCHLOU NAKLÁDANOU ZELENINOU

OD ZAČÁTKU DO KONCE: 45 minut výtěžek: 4 porce

POKUD JSTE JEDLI TRADIČNÍ POKRM MOO SHUV ČÍNSKÉ RESTAURACI VÍTE, ŽE JE TO SLANÁ MASOVO-ZELENINOVÁ NÁPLŇ PODÁVANÁ NA TENKÝCH PALAČINKÁCH SE SLADKOU ŠVESTKOVOU NEBO HOISIN OMÁČKOU. TATO LEHČÍ, ČERSTVĚJŠÍ PALEO VERZE OBSAHUJE VEPŘOVÉ MASO, BOK CHOY A HOUBY SHIITAKE RESTOVANÉ SE ZÁZVOREM A ČESNEKEM, PODÁVANÉ V SALÁTOVÝCH ZÁBALECH S KŘUPAVOU NAKLÁDANOU ZELENINOU.

NAKLÁDANÁ ZELENINA
- 1 hrnek nakrájené mrkve
- 1 šálek julienned daikon ředkvičky
- ¼ šálku nakrájené červené cibule
- 1 šálek neslazené jablečné šťávy
- ½ šálku jablečného octa

VEPŘOVÉ
- 2 lžíce olivového oleje nebo rafinovaného kokosového oleje
- 3 vejce, lehce rozšlehaná
- 8 uncí vepřové panenky, nakrájené na 2 × ½-palcové proužky
- 2 lžičky mletého čerstvého zázvoru
- 4 stroužky česneku, nakrájené
- 2 šálky tence nakrájeného zelí napa
- 1 šálek hub shiitake nakrájených na tenké plátky

¼ šálku na tenké plátky nakrájeného huňáčka

8 listů bostonského salátu

1. Pro rychlou nakládanou zeleninu smíchejte ve velké míse mrkev, daikon a cibuli. Na lák zahřejte na pánvi jablečnou šťávu a ocet, dokud se pára nezvedne. Zeleninu v misce zalijte lákem; Přikryjte a chlaďte až do podávání.

2. Zahřejte 1 lžíci oleje ve velké pánvi na středně vysokou teplotu. Vejce lehce rozšleháme metličkou. Přidejte vejce do pánve; vařte bez míchání, dokud neztuhne dno, asi 3 minuty. Vejce opatrně otočíme pružnou stěrkou a vaříme z druhé strany. Vejce vyjměte z pánve a vložte do misky.

3. Znovu zahřejte pánev; přidejte zbývající 1 lžíci oleje. Přidejte vepřové nudličky, zázvor a česnek. Vařte a míchejte na středně vysokém ohni asi 4 minuty nebo dokud není vepřové maso růžové. Přidejte zelí a houby; vaříme a mícháme asi 4 minuty, nebo dokud zelí nezvadne, houby změknou a vepřové maso se nepropeče. Odstraňte pánev z ohně. Uvařené vejce nakrájíme na proužky. Proužky vajec a jarní cibulky jemně vmíchejte do vepřové směsi. Podáváme na listech salátu a poklademe nakládanou zeleninou.

VEPŘOVÉ KOTLETY S MAKADAMOVÝMI OŘECHY, ŠALVĚJÍ, FÍKY A BATÁTOVÝM PYRÉ

DOMÁCÍ PRÁCE:15 minut Doba vaření: 25 minut Výtěžnost: 4 porce

V KOMBINACI SE SLADKÝM BRAMBOROVÝM PYRÉ,TYTO ŠŤAVNATÉ KOTLETY POKRYTÉ ŠALVĚJÍ JSOU DOKONALÝM PODZIMNÍM JÍDLEM, KTERÉ SE RYCHLE SPOJÍ, TAKŽE JSOU IDEÁLNÍ PRO RUŠNÝ TÝDEN.

- 4 vepřové kotlety bez kosti, nakrájené na plátky silné 1¼ palce
- 3 lžíce čerstvé šalvěje nakrájené na proužky
- ¼ lžičky černého pepře
- 3 lžíce makadamového oleje
- 2 libry sladkých brambor, oloupaných a nakrájených na 1-palcové kousky
- ¾ šálku nasekaných makadamových ořechů
- ½ šálku nakrájených sušených fíků
- ⅓ šálku vývaru z hovězích kostí (viz recept) nebo hovězí vývar bez přidané soli
- 1 polévková lžíce čerstvé citronové šťávy

1. Vepřové kotlety posypeme z obou stran 2 lžícemi šalvěje a pepřem; třete prsty. Rozehřejte 2 lžíce oleje ve velké pánvi na středním plameni. Přidejte steaky na pánev; vařte 15 až 20 minut nebo dokud nebude hotový (145 °F), v polovině vaření jednou otočte. Přeneste kotlety na talíř; přikryjte, abyste zůstali v teple.

2. Mezitím smíchejte sladké brambory a dostatek vody na zakrytí ve velkém hrnci. Přivést k varu; snížit teplo. Přikryjte a vařte 10 až 15 minut nebo dokud brambory nezměknou. Brambory sceďte. Přidejte zbývající lžíci makadamiového oleje k bramborám a rozmačkejte do krémova; udržování tepla.

3. Na omáčku přidejte do pánve makadamové ořechy; vařte na středním plameni, dokud nebude opečené. Přidejte sušené fíky a zbývající lžíci šalvěje; vaříme 30 sekund. Do pánve přidejte vývar z hovězích kostí a citronovou šťávu a míchejte, aby se seškrábly všechny zhnědlé kousky. Omáčkou přelijeme vepřové kotlety a podáváme s batátovým pyré.

VEPŘOVÉ KOTLETY ZAPEČENÉ S ROZMARÝNEM A LEVANDULÍ, S HROZNY A PRAŽENÝMI VLAŠSKÝMI OŘECHY

DOMÁCÍ PRÁCE:Vaření 10 minut: Grilování 6 minut: 25 minut
Výtěžek: 4 porce

HROZNY OPEČTE SPOLEČNĚ S VEPŘOVÝMI KOTLETAMIZVÝRAZŇUJE JEHO CHUŤ A SLADKOST. V KOMBINACI S KŘUPAVÝMI OPEČENÝMI VLAŠSKÝMI OŘECHY A NÁDECHEM ČERSTVÉHO ROZMARÝNU JSOU SKVĚLÝM DOPLŇKEM TĚCHTO VYDATNÝCH KOTLET.

2 lžíce čerstvého rozmarýnu nakrájeného na proužky
1 polévková lžíce nasekané čerstvé levandule
½ lžičky česnekového prášku
½ lžičky černého pepře
4 vepřové kotlety, nakrájené na 1 ¼ palce silné (asi 3 libry)
1 lžíce olivového oleje
1 velká šalotka, nakrájená na tenké plátky
1½ šálku červených a/nebo zelených hroznů bez pecek
½ šálku suchého bílého vína
¾ šálku hrubě nasekaných vlašských ořechů
Čerstvě nakrájený rozmarýn

1. Předehřejte troubu na 375° F. V malé misce smíchejte 2 polévkové lžíce rozmarýnu, levandule, česnekového prášku a pepře. Bylinkovou směs rovnoměrně vetřete do vepřových řízků. Ve velmi velké pánvi vhodné do trouby rozehřejte olivový olej na střední teplotu. Přidejte steaky na pánev; vařte 6 až 8 minut nebo do

zhnědnutí na obou stranách. Přeneste kotlety na talíř; zakryjte fólií.

2. Přidejte šalotku do pánve. Vařte a míchejte na středním plameni 1 minutu. Přidejte hrozny a víno. Vařte ještě asi 2 minuty a míchejte, aby se seškrábly zhnědlé kousky. Vraťte vepřové kotlety do pánve. Vložte pánev do trouby; grilujte 25 až 30 minut nebo dokud nejsou kotlety hotové (145 °F).

3. Mezitím naaranžujte vlašské ořechy do mělkého pekáčku. Přidejte do trouby s kotletami. Grilujte asi 8 minut nebo do opečeného chleba, pro rovnoměrné propečení jednou otočte.

4. Pro podávání položte na vepřovou kotletu hrozny a opražené vlašské ořechy. Posypeme čerstvým rozmarýnem.

VEPŘOVÉ KOTLETY ALLA FIORENTINA S PEČENOU BROKOLICÍ RABE

DOMÁCÍ PRÁCE:20 minut grilování: 20 minut marinování: 3 minuty výtěžnost: 4 porce<u>FOTOGRAFIE</u>

"TAM FLORENCIE"V PODSTATĚ TO ZNAMENÁ „VE STYLU FLORENCIE". TENTO RECEPT JE MODELOVÁN PODLE BISTECCA ALLA FIORENTINA, TOSKÁNSKÉ ŽEBÍRKOVÉ PEČENĚ GRILOVANÉ NA DŘEVĚNÉM OHNI S TĚMI NEJJEDNODUŠŠÍMI CHUTĚMI, OBVYKLE JEN S OLIVOVÝM OLEJEM, SOLÍ, ČERNÝM PEPŘEM A ŠŤÁVOU Z ČERSTVÉHO CITRONU NA ZÁVĚR.

1 libra brokolice rabe
1 lžíce olivového oleje
4 6- až 8-uncové vepřové kotlety s kostí, nakrájené na plátky o tloušťce 1 ½ až 2 palce
hrubě mletý černý pepř
1 citron
4 stroužky česneku, nakrájené na tenké plátky
2 lžíce čerstvého rozmarýnu nakrájeného na proužky
6 čerstvých lístků šalvěje, nakrájených
1 lžička drcených vloček červené papriky (nebo podle chuti)
½ šálku olivového oleje

1. Brokolici spařte ve velké pánvi s vroucí vodou po dobu 1 minuty. Ihned přendejte do misky s ledovou vodou. Po vychladnutí nechte brokolici okapat na plechu vyloženém papírovými utěrkami a co nejvíce osušte dalšími papírovými utěrkami. Odstraňte papírové

utěrky z pánve. Pokapejte brokolici rabe 1 lžící olivového oleje, promíchejte, abyste obalili; odložte, dokud nebude připraven ke grilování.

2. Vepřové kotlety z obou stran posypeme hrubě mletým pepřem; dát stranou. Odstraňte kůru z citronu škrabkou na zeleninu (citron si uschovejte pro další použití). Na velký talíř naaranžujte proužky citronové kůry, nakrájeného česneku, rozmarýnu, šalvěje a drcené červené papriky; dát stranou.

3. U grilu na dřevěné uhlí přemístěte většinu uhlíků na jednu stranu roštu a několik uhlíků ponechte pod druhou stranou roštu. Kotlety smažte přímo nad uhlím 2 až 3 minuty nebo dokud se nevytvoří hnědá kůrka. Řízky otočte a opékejte z druhé strany další 2 minuty. Přesuňte kotlety na druhou stranu grilu. Zakryjte a grilujte 10 až 15 minut nebo dokud nebudou hotové (145 °F). (U plynového grilu předehřejte gril; snižte teplotu na jedné straně grilu na střední. Kotlety vařte výše uvedeným způsobem na vysoké teplotě. Přesuňte se na stranu grilu na střední teplotu; pokračujte jako výše).

4. Kotlety přendejte na talíř. Kotlety pokapejte ½ šálku olivového oleje a otočte, aby se obalily z obou stran. Před podáváním kotlety 3 až 5 minut marinujte a jednou nebo dvakrát otočte, aby maso proniklo chutí citronové kůry, česneku a bylinek.

5. Zatímco kotlety odpočívají, grilujte brokolici, dokud lehce nezuhelnatí a neprohřeje se. Uspořádejte brokolici rabe

na talíř s vepřovými kotletami; před podáváním přelijte každý řízek a brokolici trochou marinády.

ESCAROLE PLNĚNÉ VEPŘOVÉ KOTLETY

DOMÁCÍ PRÁCE:Doba vaření: 20 minut: 9 minut Výtěžek: 4 porce

ENDIVE SI MŮŽETE VYCHUTNAT JAKO ZELENÝ SALÁT.NEBO LEHCE OPEČENOU S ČESNEKEM NA OLIVOVÉM OLEJI JAKO RYCHLOU PŘÍLOHU. ZDE V KOMBINACI S OLIVOVÝM OLEJEM, ČESNEKEM, ČERNÝM PEPŘEM, DRCENOU ČERVENOU PAPRIKOU A CITRONEM TVOŘÍ NÁDHERNOU SVĚTLE ZELENOU NÁDIVKU PRO ŠŤAVNATÉ VEPŘOVÉ KOTLETY PEČENÉ NA PÁNVI.

4 6- až 8-uncové vepřové kotlety s kostí, nakrájené na 3/4 palce silné

½ střední endive, jemně nasekané

4 lžíce olivového oleje

1 polévková lžíce čerstvé citronové šťávy

¼ lžičky černého pepře

¼ lžičky drcené červené papriky

2 velké stroužky česneku, nasekané

Olivový olej

1 lžíce čerstvé šalvěje nakrájené na proužky

¼ lžičky černého pepře

⅓ šálku suchého bílého vína

1. Pomocí odřezávacího nože vytvořte hlubokou kapsu, asi 2 palce širokou, na zakřivené straně každé vepřové kotlety; dát stranou.

2. Ve velké míse smíchejte endivie, 2 lžíce olivového oleje, citronovou šťávu, ¼ lžičky černého pepře, drcenou

červenou papriku a česnek. Každý řízek naplníme čtvrtinou směsi. Kotlety potřeme olivovým olejem. Přisypeme šalvěj a ¼ lžičky mletého černého pepře.

3. Zahřejte zbývající 2 lžíce olivového oleje ve velmi velké pánvi na středně vysokou teplotu. Smažte vepřové maso 4 minuty na každé straně, dokud nezhnědne. Kotlety přendáme na talíř. Přidejte víno do pánve a seškrábejte všechny zhnědlé kousky. Redukujte šťávu v pánvi po dobu 1 minuty.

4. Před podáváním kotlety pokapejte šťávou z pánve.

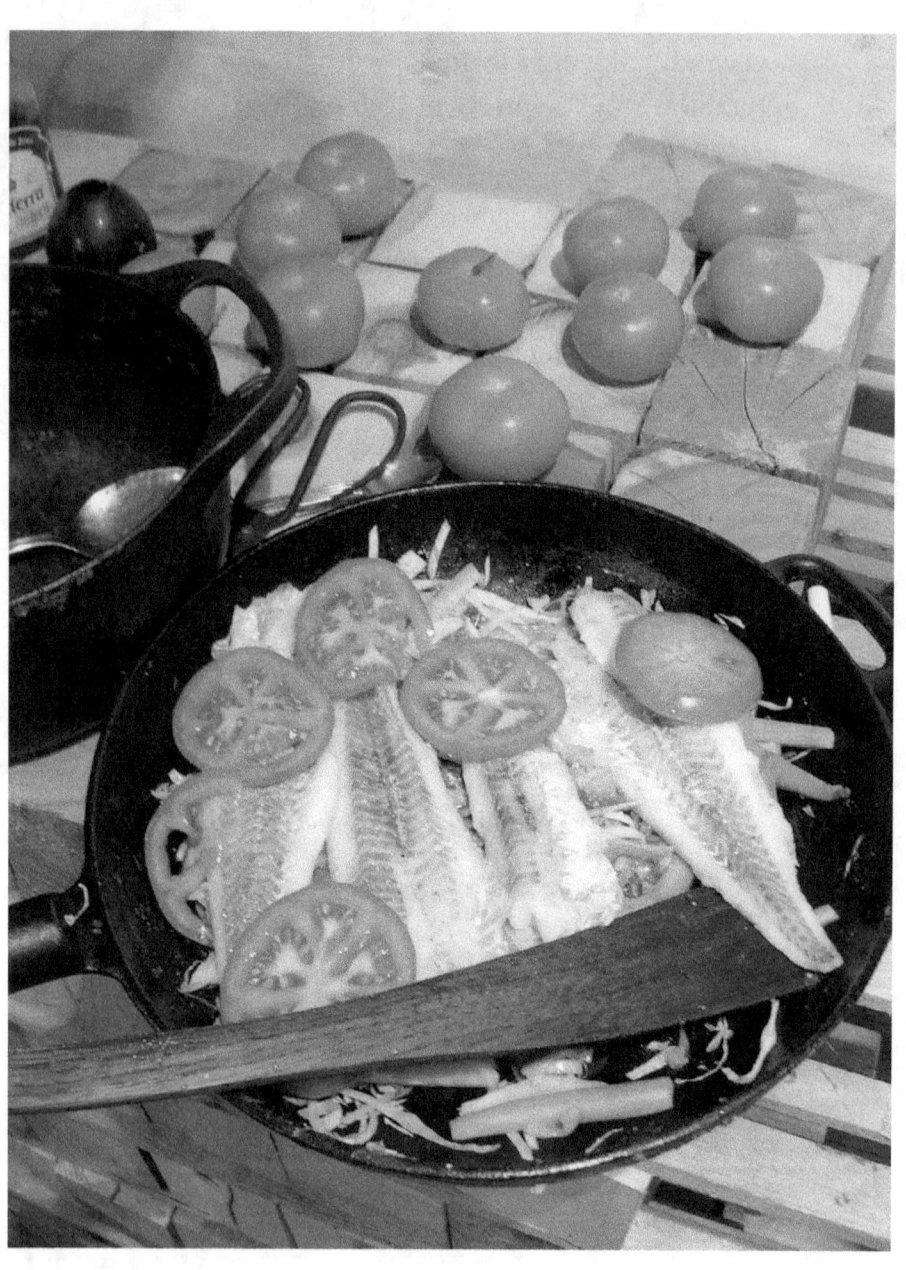

UZENÁ ŽEBRA S JABLKOVOU A HOŘČIČNOU MOP OMÁČKOU

PONOŘIT:1 hodina odpočinku: 15 minut uzené: 4 hodiny Doba vaření: 20 minut Výtěžnost: 4 porceFOTOGRAFIE

BOHATÁ CHUŤ A MASITÁ TEXTURA.UZENÁ ŽEBRA VYŽADUJÍ NĚCO ČERSTVÉHO A KŘUPAVÉHO. VHODNÝ JE TÉMĚŘ JAKÝKOLI SALÁT, POUZE SALÁT S FENYKLEM (VIZRECEPTA NA FOTCETADY), OBZVLÁŠTĚ DOBRÉ.

ŽEBRA
- 8 až 10 kusů jabloňového nebo ořechového dřeva
- 3 až 3 ½ libry vepřových žeber
- ¼ šálku uzeného koření (vizrecept)

DIP
- 1 středně vařené jablko, oloupané, zbavené jádřinců a nakrájené na tenké plátky
- ¼ šálku nakrájené cibule
- ¼ šálku vody
- ¼ šálku jablečného octa
- 2 lžíce dijonské hořčice (vizrecept)
- 2 až 3 polévkové lžíce vody

1. Minimálně 1 hodinu před uzením namočte štěpky do dostatečného množství vody, aby byly pokryty. Před použitím sceďte. Odřízněte viditelný tuk ze žeber. V případě potřeby odstraňte tenkou membránu ze zadní strany žeber. Umístěte žebra do velké, mělké pánve. Rovnoměrně posypeme uzeným kořením; třete prsty. Nechte stát 15 minut při pokojové teplotě.

2. Do udírny vložte předehřáté dřevěné uhlí, okapané dřevěné štěpky a pánev s vodou podle pokynů výrobce.

Nalijte vodu do pánve. Položte žebra kostí dolů na mřížku nad misku s vodou. (Nebo umístěte žebra na žebírku; žebírka položte na mřížku.) Zakryjte a 2 hodiny udělejte. Během kouření udržujte v udírně teplotu přibližně 225 °F. Podle potřeby přidejte více dřevěného uhlí a vody, abyste udrželi teplotu a vlhkost.

3. Mezitím na mop omáčku smíchejte v malém hrnci plátky jablek, cibuli a ¼ šálku vody. Přivést k varu; snížit teplo. Přikryjte a za občasného míchání vařte 10 až 12 minut nebo dokud nejsou plátky jablek velmi měkké. Nechte mírně vychladnout; přesuňte neoceněné jablko a cibuli do kuchyňského robotu nebo mixéru. Zakryjte a zpracujte nebo rozmixujte do hladka. Pyré vraťte do pánve. Přidejte ocet a dijonskou hořčici. Vařte na středně mírném ohni 5 minut za občasného míchání. Přidejte 2 až 3 lžíce vody (nebo více podle potřeby), aby omáčka měla konzistenci vinaigrette. Omáčku rozdělíme na třetiny.

4. Po 2 hodinách žebra hojně potřete třetinou omáčky. Přikryjeme a udíme další 1 hodinu. Znovu potřete další třetinou mopové omáčky. Každý kus žeber zabalte do silné fólie a vraťte je do udírny, v případě potřeby je naskládejte na sebe. Přikryjte a kuřte další 1 až 1½ hodiny, nebo dokud nejsou žebra měkká. *

5. Žebra rozbalte a potřete je zbylou třetinou mopové omáčky. Pro podávání nařízněte žebra mezi kostmi.

*Tip: Chcete-li otestovat křehkost žeber, opatrně odstraňte fólii z jedné z žeber. Zvedněte žebrovaný panel kleštěmi a držte panel za horní čtvrtinu panelu. Otočte plát žeber tak, aby strana masa směřovala dolů. Pokud jsou žebra měkká, měla by se deska začít rozpadat, když ji zvednete. Pokud nejsou měkká, zabalte je zpět do alobalu a pokračujte v uzení žeber, dokud nebudou měkká.

GRILOVANÁ VEPŘOVÁ ŽEBÍRKA S ČERSTVÝM ANANASOVÝM SALÁTEM

DOMÁCÍ PRÁCE: Vařte 20 minut: Pečte 8 minut: 1 hodina 15 minut Výtěžek: 4 porce

VENKOVSKÁ VEPŘOVÁ ŽEBRA JSOU MASITÁ, JSOU LEVNÉ A POKUD SE S NIMI ZACHÁZÍ SPRÁVNÝM ZPŮSOBEM, JAKO JE POMALÉ VAŘENÍ A DUŠENÍ VE VELKÉM MNOŽSTVÍ BARBECUE OMÁČKY, ZMĚKNOU AŽ SE ROZTAVÍ.

2 libry vykostěných vepřových žebírek ve venkovském stylu
¼ lžičky černého pepře
1 polévková lžíce rafinovaného kokosového oleje
½ šálku čerstvé pomerančové šťávy
1 ½ šálku BBQ omáčky (viz recept)
3 šálky strouhaného zeleného zelí a/nebo červeného zelí
1 šálek strouhané mrkve
2 šálky jemně nasekaného ananasu
⅓ šálku světlého citrusového vinaigrettu (viz recept)
BBQ omáčka (viz recept) (Volitelné)

1. Předehřejte troubu na 350° F. Posypte vepřové maso pepřem. Ve velmi velké pánvi rozehřejte kokosový olej na středně vysokou teplotu. Přidejte vepřová žebra; vařte 8 až 10 minut nebo do zhnědnutí a rovnoměrného zhnědnutí. Uspořádejte žebra do 3-litrové obdélníkové zapékací misky.

2. Na omáčku přidejte do pánve pomerančovou šťávu a míchejte, aby se seškrábly všechny zhnědlé kousky. Přidejte 1 ½ šálku BBQ omáčky. Omáčkou přelijeme

žebra. Otočte žebra tak, aby se potáhla omáčkou (pokud je to nutné, použijte k potažení žebírka cukrářský kartáč). Pánev dobře zakryjte hliníkovou fólií.

3. Žebra pečte 1 hodinu. Odstraňte alobal a potřete žebra omáčkou z pekáče. Pečte dalších 15 minut, nebo dokud nejsou žebra měkká a dozlatova hnědá a omáčka trochu zhoustne.

4. Mezitím na ananasový salát smíchejte zelí, mrkev, ananas a jasný citrusový vinaigrette. Přikryjte a chlaďte až do podávání.

5. Žebírka podávejte se salátem a případně s BBQ omáčkou.

PIKANTNÍ VEPŘOVÝ GULÁŠ

DOMÁCÍ PRÁCE:Doba vaření 20 minut: 40 minut Výtěžek: 6 porcí

PODÁVAJÍ GULÁŠ NA MAĎARSKÝ ZPŮSOBNAD LŮŽKEM KŘUPAVÉHO, SOTVA ZVADLÉHO ZELÍ NA JEDNO JÍDLO. POKUD MÁTE RUKU, ROZDRŤTE SEMENA KMÍNU V KUCHYŇSKÉM ROBOTU. POKUD NE, ROZDRŤTE JE POD ŠIROKOU STRANOU KUCHAŘSKÉHO NOŽE JEMNÝM TLAKEM PĚSTÍ NA NŮŽ.

GULÁŠ

- 1½ libry mletého vepřového masa
- 2 šálky nakrájené červené, oranžové a/nebo žluté papriky
- ¾ šálku jemně nakrájené červené cibule
- 1 malé čerstvé červené chilli papričky zbavené semínek a nakrájené najemno (vizsklon)
- 4 lžičky uzeného koření (vizrecept)
- 1 lžička drceného kmínu
- ¼ lžičky mleté majoránky nebo oregana
- 1 plechovka 14 uncí nesolená a nakrájená rajčata, neodkapaná, přidaná
- 2 lžíce červeného vinného octa
- 1 lžíce jemně nastrouhané citronové kůry
- ⅓ šálku nasekané čerstvé petrželky

ZELÍ

- 2 lžíce olivového oleje
- 1 střední cibule, nakrájená na plátky
- 1 zelené nebo fialové zelí, zbavené jádřinců a nakrájené na tenké plátky

1. Na guláš vařte mleté vepřové maso, papriku a cibuli ve velké holandské troubě na středně vysoké teplotě po dobu 8 až 10 minut, nebo dokud vepřové maso již není růžové a zelenina je křehká a křupavá, za stálého míchání s dřevěnou lžící. rozbít maso. Vypusťte tuk. Snižte teplo na minimum; přidáme červené chilli, uzené koření, kmín a majoránku. Zakryjte a vařte 10 minut. Přidejte nescezená rajčata a ocet. Přivést k varu; snížit teplo. Přikryté dusíme 20 minut.

2. Mezitím na zelí rozehřejte olej ve velké pánvi na středním plameni. Přidejte cibuli a vařte do změknutí, asi 2 minuty. Přidejte zelí; promíchejte, aby se spojily. Snižte teplo na minimum. za občasného míchání vařte asi 8 minut nebo dokud zelí nezměkne.

3. K podávání nandejte na talíř část zelí směsi. Guláš přelijeme a posypeme citronovou kůrou a petrželkou.

ITALSKÁ KLOBÁSA MARINRA KARBANÁTKY S NAKRÁJENÝM FENYKLEM A RESTOVANOU CIBULKOU

DOMÁCÍ PRÁCE: Pečeme 30 minut: 30 minut vaření: 40 minut
Výtěžnost: 4 až 6 porcí

TENTO RECEPT JE VZÁCNÝM PŘÍKLADEMKONZERVOVANÉHO PRODUKTU, KTERÝ FUNGUJE STEJNĚ DOBŘE, NE-LI LÉPE, NEŽ ČERSTVÁ VERZE. POKUD NEMÁTE RAJČATA VELMI, VELMI ZRALÁ, NEBUDETE MÍT V OMÁČCE S ČERSTVÝMI RAJČATY TAK DOBROU KONZISTENCI JAKO S RAJČATY Z KONZERVY. JEN SE UJISTĚTE, ŽE POUŽÍVÁTE PRODUKT BEZ PŘIDANÉ SOLI A JEŠTĚ LÉPE ORGANICKÝ.

MASOVÉ KOULE
- 2 velká vejce
- ½ šálku mandlové mouky
- 8 nasekaných stroužků česneku
- 6 lžic suchého bílého vína
- 1 lžička papriky
- 2 lžičky černého pepře
- 1 lžička semen fenyklu, lehce rozdrcených
- 1 lžička drceného sušeného oregana
- 1 lžička sušeného tymiánu, mletého
- ¼ až ½ lžičky kajenského pepře
- 1½ libry mletého vepřového masa

MARINARA
- 2 lžíce olivového oleje

2 15-uncové plechovky drcených rajčat bez přidané soli nebo jedna 28-uncová plechovka drcených rajčat bez přidané soli

½ šálku nasekané čerstvé bazalky

3 střední fenyklové cibule, rozpůlené, oříznuté a nakrájené na tenké plátky

1 velká sladká cibule, rozpůlená a nakrájená na tenké plátky

1. Předehřejte troubu na 375° F. Velký pečicí plech s okrajem vyložte pečicím papírem; dát stranou. Ve velké míse smíchejte vejce, mandlovou mouku, 6 mletých stroužků česneku, 3 lžíce vína, papriku, 1 ½ lžičky černého pepře, fenyklová semínka, oregano, tymián a kajenský pepř. Přidejte vepřové maso; dobře promíchejte. Z vepřové směsi vytvarujte 1½palcové masové kuličky (měli byste mít asi 24 masových kuliček); položte v jedné vrstvě na připravený plech. Pečte asi 30 minut nebo do světle zlatavé barvy, během pečení jednou obraťte.

2. Mezitím na omáčku marinara zahřejte 1 lžíci olivového oleje ve 4- až 6litrové holandské troubě. Přidejte zbývající 2 nasekané stroužky česneku; vařte asi 1 minutu nebo dokud nezačnou hnědnout. Rychle přidejte zbylé 3 lžíce vína, drcená rajčata a bazalku. Přivést k varu; snížit teplo. Odkryté dusíme 5 minut. Uvařené karbanátky opatrně vhodíme do marinarové omáčky. Přikryjte a vařte na mírném ohni 25 až 30 minut.

3. Mezitím rozehřejte zbývající 1 lžíci olivového oleje ve velké pánvi na středním plameni. Přidáme nakrájený fenykl a cibuli. Vařte 8 až 10 minut, nebo dokud

nezměkne a lehce zhnědne, za častého míchání. Dochuťte zbylou ½ lžičky černého pepře. Masové kuličky a marinarovou omáčku podávejte přes restovaný fenykl a cibuli.

CUKETOVÉ LODIČKY PLNĚNÉ VEPŘOVÝM MASEM S BAZALKOU A PINIOVÝMI OŘÍŠKY

DOMÁCÍ PRÁCE:Vařte 20 minut: Pečte 22 minut: 20 minut
Výtěžek: 4 porce

DĚTI SI TOTO ZÁBAVNÉ JÍDLO ZAMILUJÍVYDLABANÁ CUKETA PLNĚNÁ MLETÝM MASEM, RAJČATY A SLADKOU PAPRIKOU. POKUD CHCETE, PŘIDEJTE 3 LŽÍCE BAZALKOVÉHO PESTA (VIZRECEPT) MÍSTO ČERSTVÉ BAZALKY, PETRŽELKY A PINIOVÝCH OŘÍŠKŮ.

2 střední cukety
1 polévková lžíce extra panenského olivového oleje
12 uncí mletého vepřového masa
¾ šálku nakrájené cibule
2 stroužky prolisovaného česneku
1 šálek nakrájených rajčat
⅔ šálku jemně nasekané žluté nebo oranžové papriky
1 lžička semen fenyklu, lehce rozdrcených
½ lžičky drcených vloček červené papriky
¼ šálku nasekané čerstvé bazalky
3 lžíce čerstvé petrželky, nakrájené na proužky
2 lžíce pražených piniových oříšků (vizsklon) a nahrubo nasekané
1 lžička jemně nastrouhané citronové kůry

1. Předehřejte troubu na 350° F. Cuketu rozřízněte podélně na polovinu a opatrně vyškrábněte střed, ponechte ¼-palcovou kůži. Dužinu z cukety nakrájejte na velké

kousky a dejte stranou. Půlky cukety položte řeznou stranou nahoru na plech vyložený pečicím papírem.

2. Na náplň rozehřejte olivový olej ve velké pánvi na středně vysokou teplotu. Přidejte mleté vepřové maso; vaříme do zrůžovění a mícháme vařečkou, aby se maso rozdrobilo. Vypusťte tuk. Snižte teplotu na střední. Přidejte rezervované cuketové pyré, cibuli a česnek; vařte a míchejte asi 8 minut nebo dokud cibule nezměkne. Přidejte rajčata, papriku, fenyklová semínka a drcenou červenou papriku. Vařte asi 10 minut nebo dokud rajčata nezměknou a nezačnou se rozpadat. Odstraňte pánev z ohně. Přidejte bazalku, petržel, piniové oříšky a citronovou kůru. Náplň rozdělte mezi skořápky cukety a vytvořte malou hromádku. Pečte 20 až 25 minut, nebo dokud nejsou slupky z cukety křupavé.

VEPŘOVÉ NUDLOVÉ MISKY A ANANASOVÉ KARI S KOKOSOVÝM MLÉKEM A BYLINKAMI

DOMÁCÍ PRÁCE:Vařte 30 minut: Pečte 15 minut: 40 minut
Výtěžek: 4 porceFOTOGRAFIE

- 1 velká špagetová dýně
- 2 lžíce rafinovaného kokosového oleje
- 1 libra mletého vepřového masa
- 2 lžíce nadrobno nasekané pažitky
- 2 lžíce čerstvé limetkové šťávy
- 1 polévková lžíce mletého čerstvého zázvoru
- 6 nasekaných stroužků česneku
- 1 lžíce mleté citronové trávy
- 1 lžíce červeného kari na thajský způsob bez přidané soli
- 1 šálek nakrájené červené papriky
- 1 šálek nakrájené cibule
- ½ šálku julienned mrkve
- 1 baby bok choy, nakrájené na plátky (3 šálky)
- 1 šálek nakrájených čerstvých hub
- 1 nebo 2 thajské ptačí chilli papričky nakrájené na tenké plátky (vizsklon)
- 1 plechovka 13,5 unce běžného kokosového mléka (jako je Nature's Way)
- ½ šálku vývaru z kuřecích kostí (vizrecept) nebo kuřecí vývar bez přidané soli
- ¼ šálku čerstvé ananasové šťávy
- 3 lžíce nesoleného kešu másla bez přidaného oleje

1 šálek čerstvého ananasu, nakrájeného na kostičky
Plátky citronu
Čerstvý koriandr, máta a/nebo thajská bazalka
Nakrájené pečené kešu

1. Předehřejte troubu na 400° F. Špagety v mikrovlnné troubě na vysoké teplotě po dobu 3 minut. Dýni opatrně podélně rozpůlíme a vyškrábneme semínka. Odříznuté strany dýně potřeme 1 lžící kokosového oleje. Půlky dýně položte řeznou stranou dolů na plech. Pečte 40 až 50 minut nebo dokud není dýně propíchnuta nožem. Pomocí špiček vidličky oškrábejte dužinu ze slupek a udržujte v teple, dokud nebudete připraveni k podávání.

2. Mezitím ve střední misce smíchejte vepřové maso, capesottu, limetkovou šťávu, zázvor, česnek, citronovou trávu a kari; dobře promíchejte. Ve velmi velké pánvi rozehřejte zbývající 1 lžíci kokosového oleje na středně vysokou teplotu. Přidejte vepřovou směs; vaříme do zrůžovění a mícháme vařečkou, aby se maso rozdrobilo. Přidejte papriku, cibuli a mrkev; vařte a míchejte asi 3 minuty, nebo dokud nebude zelenina křupavá. Přidejte bok choy, houby, chilli, kokosové mléko, vývar z kuřecích kostí, ananasový džus a kešu máslo. Přivést k varu; snížit teplo. Přidejte ananas; dusíme odkryté, dokud se neprohřeje.

3. Pro podávání rozdělte špagetovou dýni do čtyř servírovacích misek. Vepřové maso na kari podávejte na dýni. Podávejte s měsíčky citronu, bylinkami a kešu.

PIKANTNÍ GRILOVANÉ VEPŘOVÉ EMPANÁDY S PIKANTNÍM OKURKOVÝM SALÁTEM

DOMÁCÍ PRÁCE: Grilování 30 minut: 10 minut odpočinek: 10 minut Výtěžnost: 4 porce

KŘUPAVÝ OKURKOVÝ SALÁT OCHUCENÝ ČERSTVOU MÁTOU, JE TO OSVĚŽUJÍCÍ A OSVĚŽUJÍCÍ ZÁLIVKA NA PIKANTNÍ VEPŘOVÉ BURGERY.

- ⅓ šálku olivového oleje
- ¼ šálku mleté čerstvé máty
- 3 lžíce bílého vinného octa
- 8 nasekaných stroužků česneku
- ¼ lžičky černého pepře
- 2 střední okurky, nakrájené na velmi tenké plátky
- 1 malá cibule, nakrájená na tenké plátky (asi ½ šálku)
- 1¼ až 1½ libry mletého vepřového masa
- ¼ šálku nasekaného čerstvého koriandru
- 1 až 2 čerstvé střední papričky jalapeno nebo serrano, zbavené semínek (volitelně) a jemně nasekané (viz sklon)
- 2 střední červené papriky, zbavené semínek a nakrájené na čtvrtky
- 2 lžičky olivového oleje

1. Ve velké misce smíchejte ⅓ šálku olivového oleje, mátu, ocet, 2 nasekané stroužky česneku a černý pepř. Přidejte nakrájené okurky a cibuli. Míchejte, dokud se dobře nepokryje. Zakryjte a ochlaďte, dokud nebudete

připraveni k podávání, jednou nebo dvakrát promíchejte.

2. Ve velké míse smíchejte vepřové maso, koriandr, chilli a zbylých 6 nasekaných stroužků česneku. Vytvarujte čtyři ¾ palce tlusté placičky. Čtvrtky papriky lehce potřete 2 lžičkami olivového oleje.

3. Pro gril na dřevěné uhlí nebo plynový gril umístěte placičky a nakrájené papriky přímo na střední teplotu. Přikryjte a grilujte, dokud teploměr vložený do stran vepřových placiček s okamžitým odečtem nezaznamená 160 °F a čtvrtky papriky změknou a lehce připálí, přičemž v polovině vaření placičky a čtvrtky papriky otočte. Nechte 10 až 12 minut na placičky a 8 až 10 minut na nakrájené papriky.

4. Když jsou čtvrtky pepře hotové, zabalte je do kousku hliníkové fólie, aby se úplně uzavřely. Nechte uležet asi 10 minut, nebo dokud nevychladne natolik, aby se s ním dalo manipulovat. Ostrým nožem papriky opatrně zbavíme slupky. Papriku nakrájíme podélně na čtvrtky.

5. Chcete-li podávat, přidejte okurkový salát a rozdělte jej rovnoměrně na čtyři velké servírovací talíře. Na každý talíř přidáme vepřovou placičku. Na burgerové placičky rovnoměrně navrstvíme plátky červené papriky.

CUKETOVÁ KRUSTOVÁ PIZZA S PESTEM ZE SUŠENÝCH RAJČAT, SLADKOU PAPRIKOU A ITALSKOU KLOBÁSOU

DOMÁCÍ PRÁCE: Vařte 30 minut: Pečte 15 minut: 30 minut
Výtěžek: 4 porce

JE TO PIZZA S NOŽEM A VIDLIČKOU. UJISTĚTE SE, ŽE KLOBÁSU A PAPRIKY LEHCE ZATLAČÍTE DO PESTEM POTAŽENÉ KŮRKY, ABY POLEVY PŘILNULY NATOLIK, ABY BYLA PIZZA DOKONALE NAKRÁJENA.

- 2 lžíce olivového oleje
- 1 lžíce jemně mletých mandlí
- 1 velké vejce, lehce rozšlehané
- ½ šálku mandlové mouky
- 1 lžíce čerstvého oregana, nakrájeného na proužky
- ¼ lžičky černého pepře
- 3 stroužky česneku
- 3½ šálků nastrouhané cukety (2 střední)
- Italská klobása (viz recept, níže)
- 1 polévková lžíce extra panenského olivového oleje
- 1 sladká paprika (žlutá, červená nebo polovina každé), očištěná a nakrájená na velmi tenké proužky
- 1 malá cibule, nakrájená nadrobno
- Pesto ze sušených rajčat (viz recept, níže)

1. Předehřejte troubu na 425° F. Vymažte 12palcovou formu na pizzu 2 lžícemi olivového oleje. Posypeme mletými mandlemi; dát stranou.

2. Jako základ smíchejte ve velké míse vejce, mandlovou mouku, oregano, černý pepř a česnek. Nastrouhanou

cuketu položte na čistý ručník nebo kousek utěrky.
dobře zabalit

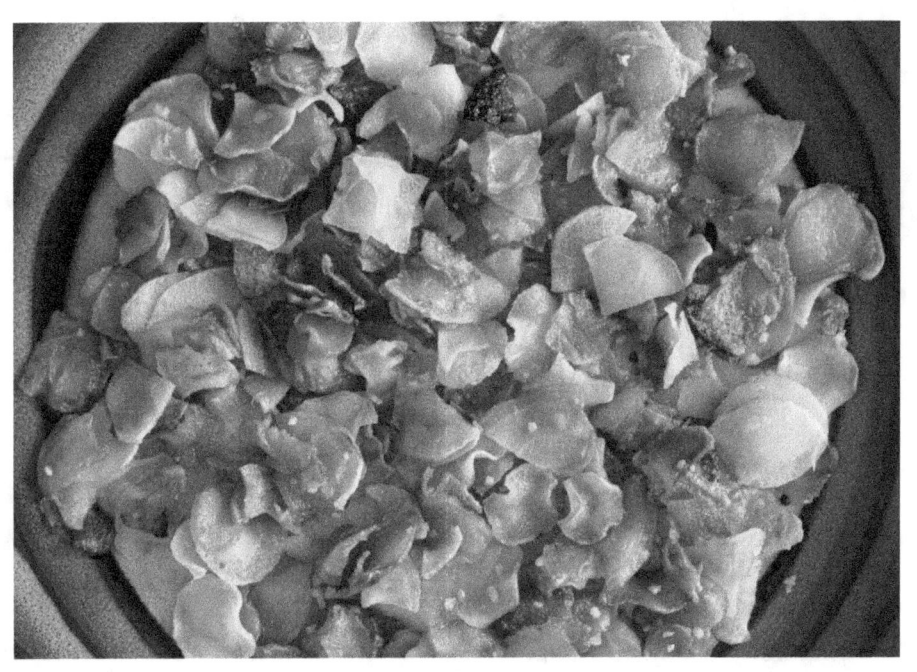

JEHNĚČÍ KÝTA UZENÁ S CITRONEM A KORIANDREM S GRILOVANÝM CHŘESTEM

PONOŘIT:30 minut příprava: 20 minut grilování: 45 minut odpočinek: 10 minut Výtěžnost: 6 až 8 porcí

TOTO JÍDLO JE JEDNODUCHÉ, ALE ELEGANTNÍDVĚ INGREDIENCE, KTERÉ NA JAŘE OŽÍVAJÍ: JEHNĚČÍ MASO A CHŘEST. PRAŽENÍM SEMÍNEK KORIANDRU ZÍSKÁTE TEPLOU, ZEMITOU, LEHCE NAKYSLOU CHUŤ.

1 šálek dřevěných štěpků hickory
2 lžíce semínek koriandru
2 lžíce jemně nastrouhané citronové kůry
1½ lžičky černého pepře
2 lžíce čerstvého tymiánu, nakrájeného na proužky
1 vykostěná jehněčí kýta 2 až 3 libry
2 svazky čerstvého chřestu
1 lžíce olivového oleje
¼ lžičky černého pepře
1 citron nakrájený na čtvrtky

1. Nejméně 30 minut před uzením uvařte v misce vločky bílého ořechu, namočte je do dostatečného množství vody, aby byly pokryty; dát stranou. Mezitím na malé pánvi na středním plameni opékejte koriandrová semínka asi 2 minuty nebo dokud nebudou voňavá a křupavá, za častého míchání. Odstraňte semena z pánve; ochladit. Když semena vychladnou, rozdrťte je v hmoždíři a paličkou (nebo semena položte na prkénko a rozdrťte je zadní stranou vařečky). V malé misce

smíchejte drcená semínka koriandru, citronovou kůru, 1½ lžičky nového koření a tymiánu; dát stranou.

2. Z pečeného jehněčího stáhněte síťku, pokud je. Na pracovní ploše otevřete pečený tuk stranou dolů. Maso posypeme polovinou směsi koření; třete prsty. Pečeně srolujte a svažte čtyřmi až šesti kusy kuchyňského provázku ze 100% bavlny. Zbylou směs koření posypte zvenčí pečeně a lehce přitlačte, aby přilnula.

3. U grilu na dřevěné uhlí umístěte uhlí na střední teplotu kolem odkapávací pánve. Zkuste to na středním plameni na pánvi. Scezené hranolky posypte na dřevěné uhlí. Pečené jehněčí dejte na mřížku do odkapávače. Přikryjte a kuřte 40 až 50 minut při střední teplotě (145 °F). (U plynového grilu předehřejte gril. Snižte teplotu na střední. Nastavte na nepřímé vaření. Uďte jako výše, s výjimkou přidání scezených dřevěných třísek podle pokynů výrobce.) Pečené maso volně přikryjte alobalem. Před řezáním nechte 10 minut odpočinout.

4. Mezitím odřízněte dřevnaté konce chřestu. Ve velké misce promíchejte chřest s olivovým olejem a ¼ lžičky pepře. Chřest rozložte na vnější okraje grilu, přímo nad uhlíky a kolmo na grilovací rošt. Přikryjte a grilujte 5 až 6 minut do křupava. Na chřest vymačkejte plátky citronu.

5. Z pečeného jehněčího stáhneme provázek a maso nakrájíme na tenké plátky. Maso podáváme s grilovaným chřestem.

JEHNĚČÍ HORKÝ HRNEC

DOMÁCÍ PRÁCE:30 minut vaření: 2 hodiny 40 minut Výtěžek: 4 porce

ZAHŘEJTE SE TÍMTO LAHODNÝM GULÁŠEMZA PODZIMNÍ NEBO ZIMNÍ NOCI. DUŠENÉ MASO PODÁVÁME NA SAMETOVÉM PYRÉ Z CELERU A PASTINÁKU OCHUCENÉHO DIJONSKOU HOŘČICÍ, KEŠU SMETANOU A PAŽITKOU. POZNÁMKA: KOŘEN CELERU SE NĚKDY NAZÝVÁ CELER.

- 10 zrnek černého pepře
- 6 listů šalvěje
- 3 celé koření
- 2 2palcové proužky pomerančové kůry
- 2 libry vykostěné jehněčí plece
- 3 lžíce olivového oleje
- 2 střední cibule, nakrájené nahrubo
- 1 plechovka 14,5 unce nesolená, přidaná nakrájená rajčata, neloupaná
- 1½ šálku vývaru z hovězích kostí (viz recept) nebo hovězí vývar bez přidané soli
- ¾ šálku suchého bílého vína
- 3 velké stroužky česneku, nakrájené a oloupané
- 2 libry celerového kořene, oloupané a nakrájené na 1-palcové kostky
- 6 středních pastináků, oloupaných a nakrájených na 1-palcové klínky (asi 2 libry)
- 2 lžíce olivového oleje
- 2 lžíce kešu smetany (viz recept)
- 1 lžíce dijonské hořčice (viz recept)

¼ šálku nakrájené pažitky

1. Pro bouquet garni ustřihněte 7-palcový čtverec tenká. Doprostřed utěrky rozložte kuličky pepře, šalvěj, nové koření a pomerančovou kůru. Zvedněte rohy gázy a pevně je svažte čistým kuchyňským provázkem ze 100% bavlny. Odložit stranou.

2. Odřízněte tuk z jehněčí plece; nakrájejte jehněčí na 1-palcové kousky. Zahřejte 3 lžíce olivového oleje v holandské troubě na střední teplotu. Jehněčí maso, v případě potřeby po dávkách, pečte na rozpáleném oleji do zhnědnutí; Vyjměte z pánve a udržujte v teple. Přidejte cibuli do pánve; vařte 5 až 8 minut nebo dokud nezměknou a lehce zhnědnou. Přidejte bouquet garni, neloupaná rajčata, 1¼ šálku vývaru z hovězích kostí, víno a česnek. Přivést k varu; snížit teplo. Za občasného míchání dusíme přikryté 2 hodiny. Vyjměte a vyhoďte bouquet garni.

3. Mezitím na pyré dejte do velké pánve celer a pastinák; zalijte vodou. Přiveďte k varu na středně vysokém ohni; snížit teplo na minimum. Přikryjte a vařte 30 až 40 minut, nebo dokud zelenina po propíchnutí vidličkou nezměkne. Vybít; vložte zeleninu do kuchyňského robotu. Přidejte zbývající ¼ šálku vývaru z hovězích kostí a 2 lžíce oleje; Pulzujte, dokud není pyré téměř hladké, ale stále má nějakou texturu, jednou nebo dvakrát zastavte, abyste seškrábali po stranách. Pyré přendejte do misky. Přidejte kešu smetanu, hořčici a jarní cibulku.

4. Pro podávání rozdělte pyré do čtyř misek; top s jehněčím teplým pokrmem.

JEHNĚČÍ GULÁŠ S CELEROVÝMI NUDLEMI

DOMÁCÍ PRÁCE:Pečeme za 30 minut: 1 hodina 30 minut
Výtěžnost: 6 porcí

KOŘEN CELERU ZÍSKÁVÁ ÚPLNĚ JINÝ VZHLED.V TOMTO GULÁŠI VÍCE NEŽ V HORKÉM JEHNĚČÍM POKRMU (VIZ<u>RECEPT</u>). KRÁJEČ NA MANDOLÍNU SE POUŽÍVÁ K VÝROBĚ VELMI TENKÝCH PROUŽKŮ LÉKOŘICE S OŘÍŠKOVOU PŘÍCHUTÍ. "NUDLE" SE DUSÍ V GULÁŠI, DOKUD NEJSOU MĚKKÉ.

- 2 lžičky citronového koření (viz<u>recept</u>)
- 1½ libry barevného jehněčího masa, nakrájeného na 1-palcové kostky
- 2 lžíce olivového oleje
- 2 šálky nakrájené cibule
- 1 šálek nakrájené mrkve
- 1 šálek nakrájeného tuřínu
- 1 lžíce mletého česneku (6 stroužků)
- 2 lžíce rajčatového protlaku bez přidané soli
- ½ šálku suchého červeného vína
- 4 šálky vývaru z hovězích kostí (viz<u>recept</u>) nebo hovězí vývar bez přidané soli
- 1 bobkový list
- 2 šálky 1-palcových kostek máslové dýně
- 1 šálek nakrájeného lilku
- 1 libra oloupaného celerového kořene
- nasekanou čerstvou petrželkou

1. Předehřejte troubu na 250° F. Jehněčí maso rovnoměrně posypte kořením s citronem a bylinkami. Jemně

promíchejte, aby se obalil. Rozpalte holandskou troubu na 6 až 8 litrů na středně vysokou teplotu. Přidejte 1 lžíci olivového oleje a polovinu holandského jehněčího ochuceného v troubě. Na rozpáleném oleji opečte maso ze všech stran; Opečené maso dejte na talíř a opakujte se zbylým jehněčím a olivovým olejem. Snižte teplotu na střední.

2. Do hrnce přidejte cibuli, mrkev a tuřín. Zeleninu vařte a míchejte 4 minuty; přidejte česnek a rajčatový protlak a vařte další 1 minutu. Přidejte červené víno, vývar z hovězích kostí, bobkový list a odložené maso a případnou šťávu nahromaděnou v hrnci. Směs povařte. Přikryjte a vložte holandskou troubu do předehřáté trouby. Pečte 1 hodinu. Přidejte dýni a lilek. Vraťte do trouby a pečte dalších 30 minut.

3. Zatímco je dušené maso v troubě, nakrájejte mandolínou na velmi tenké plátky celer. Nakrájejte plátky celeru na ½ palce široké proužky. (Měli byste mít asi 4 šálky.) Do dušeného masa vmíchejte proužky celeru. Vařte asi 10 minut nebo do změknutí. Před podáváním guláš vyjmeme a vyhodíme bobkový list. Každou porci posypeme nasekanou petrželkou.

JEHNĚČÍ KOTLETY S PIKANTNÍ OMÁČKOU Z GRANÁTOVÉHO JABLKA A DATLÍ

DOMÁCÍ PRÁCE: Vaření 10 minut: Chlazení 18 minut: 10 minut
Výtěžek: 4 porce

TERMÍN "FRANCOUZSKÝ" SE TÝKÁ ŽEBRAZE KTERÉHO JSME OSTRÝM KUCHYŇSKÝM NOŽEM ODSTRANILI TUK, MASO A VAZIVO. JE TO ATRAKTIVNÍ PREZENTACE. POŽÁDEJTE O TO SVÉHO ŘEZNÍKA NEBO TO UDĚLEJTE SAMI.

CHUTNEY
- ½ šálku neslazené šťávy z granátového jablka
- 1 polévková lžíce čerstvé citronové šťávy
- 1 šalotku, oloupanou a nakrájenou na tenké kroužky
- 1 lžička jemně nastrouhané pomerančové kůry
- ⅓ šálku nakrájených datlí Medjool
- ¼ lžičky drcené červené papriky
- ¼ šálku granátového jablka *
- 1 lžíce olivového oleje
- 1 lžíce nasekané čerstvé italské (nakrájené) petrželky

JEHNĚČÍ ŽEBRA
- 2 lžíce olivového oleje
- 8 francouzských jehněčích žeber

1. Na horkou omáčku smíchejte v malém hrnci šťávu z granátového jablka, citronovou šťávu a šalotku. Přivést k varu; snížit teplo. Odkryté dusíme 2 minuty. Přidejte pomerančovou kůru, datle a mletou červenou papriku. Nechte stát do vychladnutí, asi 10 minut. Přidejte růži z

granátového jablka, 1 lžíci olivového oleje a petrželku. Nechte stát při pokojové teplotě až do podávání.

2. Na kotlety rozehřejte 2 lžíce olivového oleje ve velké pánvi na středním plameni. V dávkách přidejte kotlety do pánve a vařte 6 až 8 minut na mírném ohni (145 °F), jednou otočte. Horkou omáčkou přelijte vrchní kotlety.

*Poznámka: Čerstvá granátová jablka a jejich semena jsou k dispozici od října do února. Pokud je neseženete, použijte neslazená sušená semínka, kterými chutney dodáte křupavost.

CHIMICHURRI JEHNĚČÍ HŘBET S PEČENOU ŘEDKVIČKOU

DOMÁCÍ PRÁCE:30 minut Marinování: 20 minut Vaření: 20 minut Výtěžnost: 4 porce

V ARGENTINĚ JE CHIMICHURRI NEJOBLÍBENĚJŠÍM KOŘENÍM.KTERÝ DOPROVÁZÍ V TÉTO ZEMI VYHLÁŠENÝ GRILOVANÝ STEAK VE STYLU GAUCHO. EXISTUJE MNOHO VARIANT, ALE HUSTÁ BYLINKOVÁ OMÁČKA SE OBVYKLE PŘIPRAVUJE Z PETRŽELKY, KORIANDRU NEBO OREGANA, ŠALOTKY A/NEBO ČESNEKU, DRCENÉ ČERVENÉ PAPRIKY, OLIVOVÉHO OLEJE A OCTA Z ČERVENÉHO VÍNA. SKVĚLE SE HODÍ KE GRILOVANÉMU STEAKU, ALE STEJNĚ BRILANTNÍ K JEHNĚČÍMU, KUŘECÍM A VEPŘOVÝM KOTLETKÁM PEČENÉMU NA PÁNVI NEBO NA PÁNVI.

8 jehněčích kotlet, nakrájených na 1 cm silné

½ šálku omáčky chimichurri (viz recept)

2 lžíce olivového oleje

1 sladká cibule, rozpůlená a nakrájená

1 lžička semínek kmínu, drceného*

1 stroužek česneku

1 hlava čekanky, očištěná a nakrájená na tenké proužky

1 lžíce balzamikového octa

1. Vložte jehněčí kotlety do velmi velké mísy. Přelijte 2 lžícemi omáčky chimichurri. Pomocí prstů potřeme omáčkou celý povrch každého řízku. Kotlety necháme 20 minut marinovat při pokojové teplotě.

2. Mezitím na restovaný čekankový salát rozehřejte na velmi velké pánvi 1 lžíci olivového oleje. Přidejte cibuli,

kmín a česnek; vařte 6 až 7 minut nebo dokud cibule nezměkne, často míchejte. Přidejte čekanku; vařte 1 až 2 minuty nebo dokud čekanky lehce nezvadnou. Salát přendejte do velké mísy. Přidejte balzamikový ocet a dobře promíchejte, aby se spojil. Přikryjte a udržujte v teple.

3. Vyčistěte pánev. Přidejte zbývající 1 lžíci olivového oleje do pánve a zahřívejte na středně vysokou teplotu. Přidejte jehněčí kotlety; snížit teplo na střední. Vařte 9 až 11 minut nebo do požadované propečenosti, občas kotlety otočte kleštěmi.

4. Kotlety podávejte se salátem a zbylou omáčkou chimichurri.

*Poznámka: K rozdrcení semínek kmínu použijte mačkadlo na brambory nebo semínka položte na prkénko a rozdrťte je kuchařským nožem.

JEHNĚČÍ KOTLETKY MARINOVANÉ V ANČOVIČKÁCH A ŠALVĚJÍ S MRKVÍ A REMULÁDOU ZE SLADKÝCH BRAMBOR

DOMÁCÍ PRÁCE:Studené 12 minut: 1 až 2 hodiny Gril: 6 minut
Výtěžnost: 4 porce

EXISTUJÍ TŘI DRUHY JEHNĚČÍCH KOTLET.TLUSTÉ MASITÉ KOTLETY Z HŘBETU VYPADAJÍ JAKO MALÁ ŽEBÍRKA. ZDE NAZÝVANÉ ŽEBÍRKOVÉ KOTLETY VZNIKAJÍ ŘEZÁNÍM MEZI KOSTMI JEHNĚČÍHO ROŠTĚNCE. JSOU VELMI JEMNÉ A MAJÍ ATRAKTIVNÍ DLOUHOU KOST NA BOKU. ČASTO SE PODÁVAJÍ GRILOVANÉ NEBO GRILOVANÉ. EKONOMICKÉ RAMENNÍ STEAKY JSOU O NĚCO TUČNĚJŠÍ A MÉNĚ JEMNÉ NEŽ OSTATNÍ DVA DRUHY. NEJLEPŠÍ JE OPÉCT JE A POTÉ PODUSIT NA VÍNĚ, VÝVARU A RAJČATECH NEBO V KOMBINACI VÝŠE UVEDENÉHO.

- 3 středně velké mrkve, nastrouhané nahrubo
- 2 malé sladké brambory, nastrouhané* nebo nahrubo nastrouhané
- ½ šálku Paleo Mayo (vizrecept)
- 2 lžíce čerstvé citronové šťávy
- 2 lžičky dijonské hořčice (vizrecept)
- 2 lžíce nasekané čerstvé petrželky
- ½ lžičky černého pepře
- 8 jehněčích žeber, nakrájených na plátky silné ½ až ¾ palce
- 2 lžíce nastrouhané čerstvé šalvěje nebo 2 lžičky drcené sušené šalvěje
- 2 lžičky mletých ancho chilli
- ½ lžičky česnekového prášku

1. Na remuládu smíchejte mrkev a batáty ve střední misce. V malé misce smíchejte Paleo Mayo, citronovou šťávu, dijonskou hořčici, petržel a černý pepř. Nalijte přes mrkev a sladké brambory; hodit na kabát. Přikryjte a chlaďte 1 až 2 hodiny.

2. Mezitím smíchejte šalvěj, ancho chilli a česnekový prášek v malé misce. Směsí koření potřete jehněčí kotletky.

3. U grilu na dřevěné uhlí nebo plynového grilu položte jehněčí kotlety na přímý gril na střední teplotu. Přikryjte a grilujte 6 až 8 minut pro medium rare (145 °F) nebo 10 až 12 minut pro medium rare (150 °F), přičemž v polovině grilování jednou otočte.

4. Jehněčí kotletky podáváme s remuládou.

*Poznámka: Ke krájení sladkých brambor použijte mandolínu s nástavcem julienne.

JEHNĚČÍ BURGERY PLNĚNÉ ZE ZAHRÁDKY S COULIS Z ČERVENÉ PAPRIKY

DOMÁCÍ PRÁCE:20 minut odpočinek: 15 minut Gril: 27 minut
Výtěžnost: 4 porce

COULIS NENÍ NIC JINÉHO NEŽ JEDNODUCHÁ HLADKÁ OMÁČKA.VYROBENÉ Z PYRÉ Z OVOCE NEBO ZELENINY. JASNÁ A KRÁSNÁ OMÁČKA Z ČERVENÉ PAPRIKY K TĚMTO JEHNĚČÍM BURGERŮM DOSTANE DVOJITOU DÁVKU KOUŘE: Z GRILU A ZE ŠPETKY UZENÉ PAPRIKY.

COULIS Z ČERVENÉ PAPRIKY
  1 velká červená paprika
  1 lžíce suchého bílého vinného octa nebo bílého vína
  1 lžička olivového oleje
  ½ lžičky uzené papriky

BURGERY
  ¼ šálku nesířených sušených rajčat, nakrájených na proužky
  ¼ šálku nastrouhané cukety
  1 lžíce nasekané čerstvé bazalky
  2 lžičky olivového oleje
  ½ lžičky černého pepře
  1½ libry mletého jehněčího
  1 bílek, lehce našlehaný
  1 polévková lžíce středomořského koření (viz<u>recept</u>)

  1. U paprikového coulis položte červenou papriku přímo na gril na střední teplotu. Přikryjte a grilujte 15 až 20

minut nebo dokud nezuhelnatí a nezměknou. Papriky každých 5 minut otočte, aby se zpálily na každé straně. Sundejte z grilu a ihned vložte do papírového nebo fóliového sáčku, aby se paprika úplně uzavřela. Nechte uležet 15 minut, nebo dokud nevychladne natolik, aby se dal zvládnout. Slupku opatrně odstraňte ostrým nožem a vyhoďte. Papriku podélně rozčtvrťte a odstraňte stopky, semínka a střívka. V kuchyňském robotu smíchejte pečené papriky, víno, olivový olej a uzenou papriku. Zakryjte a zpracujte nebo rozmixujte do hladka.

2. Mezitím na náplň dáme do misky sušená rajčata a zalijeme vroucí vodou. Nechte stát 5 minut; vypustit. Rajčata a nastrouhanou cuketu osušte papírovými utěrkami. V malé misce smíchejte rajčata, cuketu, bazalku, olivový olej a ¼ lžičky černého pepře; dát stranou.

3. Ve velké míse smíchejte mleté jehněčí maso, vaječný bílek, zbývající ¼ lžičky černého pepře a středomořské koření; dobře promíchejte. Masovou směs rozdělte na osm stejných částí a z každé vytvarujte placičku silnou ¼ palce. Nalijte náplň do čtyř placiček; navrch dejte zbývající placičky, okraje přimáčkněte, aby se náplň uzavřela.

4. Masové kuličky položte přímo na gril na střední teplotu. Přikryjte a grilujte 12 až 14 minut nebo dokud nebude hotový (160 °F), v polovině grilu jednou otočte.

5. Chcete-li podávat, položte hamburgery na coulis z červené papriky.

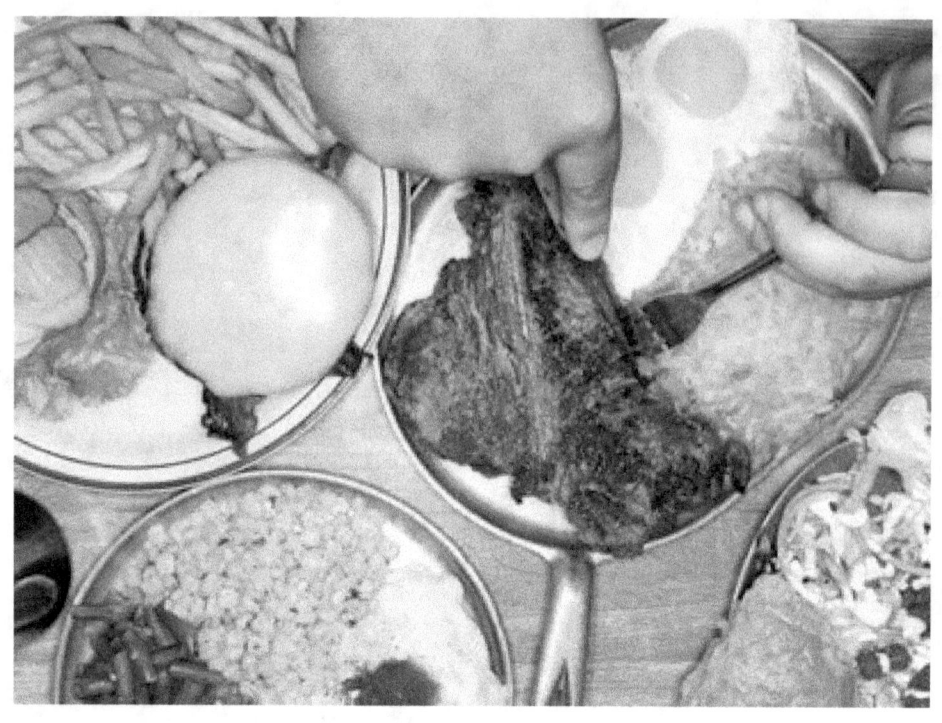

JEHNĚČÍ ŠPÍZY S DVOJITÝM OREGANEM A OMÁČKOU TZATZIKY

PONOŘIT: 30 minut příprava: 20 minut chlazení: 30 minut gril: 8 minut Výtěžnost: 4 porce

TYTO JEHNĚČÍ ŠPÍZY JSOU V PODSTATĚCO JE VE STŘEDOMOŘÍ A NA STŘEDNÍM VÝCHODĚ ZNÁMÉ JAKO KOFTA: OCHUCENÉ MLETÉ MASO (OBVYKLE JEHNĚČÍ NEBO HOVĚZÍ) SE TVARUJE DO KULIČEK NEBO KOLEM ŠPÍZU A POTÉ SE GRILUJE. ČERSTVÉ A SUŠENÉ OREGANO JIM DODÁVÁ SKVĚLOU ŘECKOU CHUŤ.

8 10palcových dřevěných špejlí

JEHNĚČÍ ŠPÍZY
1½ libry libového mletého jehněčího
1 malá cibule, nastrouhaná a vymačkaná nasucho
1 lžíce čerstvého oregana, nakrájeného na proužky
2 lžičky sušeného drceného oregana
1 lžička černého pepře

TZATZIKI OMÁČKA
1 šálek Paleo Mayo (viz recept)
½ velké okurky, oloupané, nakrájené a vyždímané suché
2 lžíce čerstvé citronové šťávy
1 stroužek česneku

1. Špízy namočte na 30 minut do dostatečného množství vody, aby byly zakryté.

2. Na jehněčí špízy smíchejte ve velké míse mleté jehněčí maso, cibuli, čerstvé a sušené oregano a pepř; dobře

promíchejte. Jehněčí směs rozdělte na osm stejných porcí. Vytvarujte každou část kolem poloviny špejle a vytvořte poleno o rozměrech 5 x 1 palec. Přikryjte a chlaďte alespoň 30 minut.

3. Mezitím na omáčku Tzatziki smíchejte v malé misce paleo majonézu, okurky, citronovou šťávu a česnek. Přikryjte a chlaďte až do podávání.

4. U grilu na dřevěné uhlí nebo plynového grilu položte jehněčí špízy přímo na gril na střední teplotu. Přikryjte a vařte asi 8 minut na mírném ohni (160 °F), v polovině grilování jednou otočte.

5. Jehněčí špízy podávejte s omáčkou Tzatziki.

GRILOVANÉ KUŘE SE ŠAFRÁNEM A CITRONEM

DOMÁCÍ PRÁCE: 15 minut chlazení: 8 hodin pečení: 1 hodina 15 minut odpočinku: 10 minut Výtěžnost: 4 porce

ŠAFRÁN JSOU SUŠENÉ TYČINKYDRUHY KROKUSOVÝCH KVĚTŮ. JE TO DRAHÉ, ALE TROCHU TO ZABERE HODNĚ DALEKO. TOMUTO GRILOVANÉMU KUŘETI S KŘUPAVOU KŮŽÍ DODÁVÁ VÝRAZNOU ZEMITOU CHUŤ A KRÁSNÝ ŽLUTÝ ODSTÍN.

1 celé kuře 4 až 5 liber
3 lžíce olivového oleje
6 stroužků česneku, rozdrcených a oloupaných
1½ lžíce jemně nastrouhané citronové kůry
1 polévková lžíce čerstvého tymiánu
1½ lžičky mletého černého pepře
½ lžičky šafránové nitě
2 bobkové listy
1 citron nakrájený na čtvrtky

1. Odstraňte z kuřete krk a droby; vyhodit nebo uložit pro jiné použití. Umyjte tělesnou dutinu kuřete; osušte papírovými utěrkami. Z kuřete odstraňte přebytečnou kůži nebo tuk.

2. V kuchyňském robotu smíchejte olivový olej, česnek, citronovou kůru, tymián, pepř a šafrán. Zpracujte tak, aby vznikla hladká pasta.

3. Prsty rozetřete pastu na vnější straně kuřete a uvnitř dutiny. Přeneste kuře do velké mísy; zakryjte a dejte do lednice alespoň na 8 hodin nebo přes noc.

4. Předehřejte troubu na 425° F. Vložte čtvrtky citronu a bobkový list do kuřete. Nohy svažte kuchyňským provázkem ze 100% bavlny. Zastrčte křídla pod kuře. Vložte teploměr na maso do stehenního svalu, aniž byste se dotkli kosti. Umístěte kuře na rošt do velkého pekáče.

5. Grilujte 15 minut. Snižte teplotu trouby na 375 ° F. Pečte asi o 1 hodinu déle, nebo dokud šťáva nevytéká a teploměr nezaznamená 175 ° F. Kuře ve stanu ve fólii. Před řezáním nechte 10 minut odpočinout.

PEČENÉ KUŘE S JICAMA SALÁTEM

DOMÁCÍ PRÁCE: 40 minut grilování: 1 hodina 5 minut odpočinek: 10 minut výtěžnost: 4 porce

"SPATCHCOCK" JE STARÝ KUCHAŘSKÝ TERMÍN KTERÝ SE NEDÁVNO VRÁTIL K POUŽITÍ K POPISU PROCESU DĚLENÍ MALÉHO PTÁKA, JAKO JE KUŘE NEBO CORNWALLSKÁ SLEPICE, PO JEHO HŘBETĚ A JEHO OTEVŘENÍ A ZPLOŠTĚNÍ JAKO KNIHA, ABY SE UVAŘIL RYCHLEJI A ROVNOMĚRNĚJI. JE PODOBNÝ LETU MOTÝLŮ, ALE TÝKÁ SE POUZE DRŮBEŽE.

KUŘE
- 1 poblano chilli
- 1 lžíce nadrobno nakrájené šalotky
- 3 stroužky česneku
- 1 lžička jemně nastrouhané citronové kůry
- 1 lžička jemně nastrouhané limetkové kůry
- 1 lžička uzeného koření (viz recept)
- ½ lžičky drceného sušeného oregana
- ½ lžičky mletého kmínu
- 1 lžíce olivového oleje
- 1 celé kuře 3 až 3½ libry

ZELNÝ SALÁT
- ½ střední jicama, oloupaná a oloupaná (asi 3 šálky)
- ½ šálku na tenké plátky nakrájených capestos (4)
- 1 jablko Granny Smith, oloupané, zbavené jádřinců a zbavené julienu
- ⅓ šálku nastrouhaného čerstvého koriandru
- 3 lžíce čerstvé pomerančové šťávy

3 lžíce olivového oleje

1 lžička citronového koření (viz<u>recept</u>)

1. U grilu na dřevěné uhlí položte na jednu stranu grilu středně žhavé uhlíky. Pod prázdnou stranu grilu umístěte nádobu, abyste zachytili tekutinu. Poblano položte na grilovací rošt přímo na středně žhavé uhlíky. Zakryjte a grilujte 15 minut nebo dokud poblano ze všech stran nezuhelnatí, občas otočte. Poblano ihned zabalte do fólie; necháme 10 minut odpočinout. Otevřete fólii a rozřízněte poblano podélně na polovinu; odstraňte stonky a semena (viz<u>sklon</u>). Pomocí ostrého nože jemně odstraňte kůži a vyhoďte. Poblano nakrájíme nadrobno. (U plynového grilu předehřejte gril; snižte teplotu na střední. Nastavte na nepřímé vaření. Grilujte jako výše, nad zapáleným hořákem.)

2. Na dresink smíchejte v malé misce poblano, šalotku, česnek, citronovou kůru, limetkovou kůru, uzené koření, oregano a kmín. Přidat olej; dobře promíchejte, aby vznikla pasta.

3. Chcete-li kuře podlít, odstraňte krkovičku a droby (nechte si je pro jiné použití). Kuře položíme prsy dolů na prkénko. Kuchyňskými nůžkami proveďte podélný řez na jedné straně páteře, začněte na konci krku. Opakujte podélný řez na opačné straně páteře. Vyjměte a zlikvidujte páteř. Kuře položíme kůží nahoru. Zatlačte mezi prsa, abyste zlomili hrudní kost, aby kuře leželo naplocho.

4. Začněte u krku na jedné straně prsou, zasuňte prsty mezi kůži a maso a přitom se pohybujte směrem ke stehnu.

Uvolněte kůži kolem stehna. Opakujte na druhou stranu. Prsty rozprostřete maso pod kůži kuřete.

5. Kuře položte prsy dolů na mřížku nad pánví. Hmotnost se dvěma cihlami zabalenými ve fólii nebo velkou litinovou pánví. Přikryjeme a grilujeme 30 minut. Kuřecí kost otočte na rošt a znovu zvažte s kostkami nebo pánví. Grilujte zakryté asi o 30 minut déle nebo dokud kuře není růžové (175 °F ve stehenním svalu). Vyjměte kuře z grilu; necháme 10 minut odpočinout. (U plynového grilu umístěte kuře na gril mimo dosah tepla. Grilujte jako výše.)

6. Mezitím na salát smíchejte ve velké míse jicama, zelenou cibulku, jablko a koriandr. V malé misce smíchejte pomerančovou šťávu, olej a koření s citronovými bylinkami. Nalijte na směs jicama a promíchejte, aby se obalila. Kuře podávejte se salátem.

GRILOVANÉ KUŘECÍ ČTVRTKY S VODKOU, MRKVÍ A RAJČATOVOU OMÁČKOU

DOMÁCÍ PRÁCE: Vaření 15 minut: Pečení 15 minut: 30 minut
Výtěžek: 4 porce

VODKA MŮŽE BÝT VYROBENA Z RŮZNÝCH INGREDIENCÍ RŮZNÉ POTRAVINY, JAKO JSOU BRAMBORY, KUKUŘICE, ŽITO, PŠENICE A JEČMEN, DOKONCE I HROZNY. I KDYŽ V TÉTO OMÁČCE NENÍ MNOHO VODKY, POKUD JI ROZDĚLÍTE NA ČTYŘI PORCE, HLEDEJTE VODKU VYROBENOU Z BRAMBOR NEBO HROZNŮ, ABY VYHOVOVALA PALEO.

- 3 lžíce olivového oleje
- 4 kuřecí zadní čtvrtky s kostí nebo masité kousky kuřete bez kůže
- 1 28-uncová plechovka švestkových rajčat bez přidané soli, okapaná
- ½ šálku jemně nakrájené cibule
- ½ šálku jemně nakrájené mrkve
- 3 stroužky česneku
- 1 lžička středomořského koření (viz recept)
- ⅛ lžičky kajenského pepře
- 1 snítka čerstvého rozmarýnu
- 2 lžíce vodky
- 1 lžíce nasekané čerstvé bazalky (volitelně)

1. Předehřejte troubu na 375° F. Zahřejte 2 lžíce oleje ve velmi velké pánvi na středně vysokou teplotu. Přidejte kuře; vařte asi 12 minut nebo do zhnědnutí a

rovnoměrného zhnědnutí. Plech vložíme do vyhřáté trouby. Grilujte odkryté 20 minut.

2. Mezitím si kuchyňskými nůžkami nakrájíme rajčata na omáčku. Zahřejte zbývající lžíci oleje na střední pánvi na středním plameni. Přidejte cibuli, mrkev a česnek; vařte 3 minuty nebo do měkka za častého míchání. Přidejte nakrájená rajčata, středomořské koření, kajenský pepř a snítku rozmarýnu. Přiveďte k varu na středně vysokém ohni; snížit teplo. Odkryté dusíme 10 minut za občasného míchání. Přidejte vodku; vařte ještě 1 minutu; vyjměte a vyhoďte snítku rozmarýnu.

3. Omáčku podávejte na kuře na pánvi. Vraťte pánev do trouby. Grilujte zakryté asi o 10 minut déle, nebo dokud kuře nezměkne a již není růžové (175 °F). Podle potřeby posypte bazalkou.

POULET RÔTI A RUTABAGA FRITES

DOMÁCÍ PRÁCE:Pečeme za 40 minut: 40 minut Výtěžnost: 4 porce

KŘUPAVÉ HRANOLKY RUTABAGA JSOU VYNIKAJÍCÍPODÁVÁME S GRILOVANÝM KUŘECÍM MASEM A DOPROVODNÝMI ŠŤÁVAMI NA VAŘENÍ, ALE STEJNĚ CHUTNÉ JSOU I SAMOTNÉ A PODÁVANÉ S PALEO RAJČATOVOU OMÁČKOU (VIZRECEPT) NEBO PODÁVANÉ NA BELGICKÝ ZPŮSOB S PALEO AIOLI (ČESNEKOVÁ MAJONÉZA, VIZRECEPT).

6 lžic olivového oleje

1 polévková lžíce středomořského koření (vizrecept)

4 vykostěná kuřecí stehna bez kůže (celkem asi 1 ¼ libry)

4 kuřecí stehna bez kůže (celkem asi 1 libra)

1 šálek suchého bílého vína

1 hrnek vývaru z kuřecích kostí (vizrecept) nebo kuřecí vývar bez přidané soli

1 malá cibule, nakrájená na čtvrtky

Olivový olej

1½ až 2 libry rutabagas

2 lžíce čerstvé pažitky nakrájené na proužky

Černý pepř

1. Předehřejte troubu na 400° F. V malé misce smíchejte 1 lžíci olivového oleje a středomořské koření; potřete kousky kuřete. Zahřejte 2 lžíce oleje na velmi velké pánvi vhodné do trouby. Přidejte kuřecí kousky masovou stranou dolů. Vařte odkryté asi 5 minut nebo do zlatohněda. Odstraňte pánev z ohně. Kuřecí kousky

otočte opečenou stranou nahoru. Přidejte víno, vývar z kuřecích kostí a cibuli.

2. Vložte pánev do trouby na střední mřížku. Pečte odkryté 10 minut.

3. Mezitím na hranolky potřete velký plech na pečení olivovým olejem; dát stranou. Oloupejte rutabagy. Ostrým nožem nakrájejte rutabagas na ½-palcové plátky. Plátky nakrájejte podélně na ½-palcové proužky. Ve velké míse promíchejte proužky rutabagy se zbývajícími 3 lžícemi oleje. Proužky rutabaga položte v jedné vrstvě na připravený plech; vložte do trouby na horní mřížku. Pečte 15 minut; Hranolky. Kuře pečte dalších 10 minut nebo dokud přestane být růžové (175 °F). Vyjměte kuře z trouby. Hranolky pečte 5 až 10 minut nebo do zlatohnědé a měkké.

4. Kuře a cibuli vyjměte z pánve a šťávu uschovejte. Kuře a cibuli přikryjte, aby zůstaly teplé. Šťávy přiveďte k varu na středním ohni; snížit teplo. Odkryté dusíme asi 5 minut nebo dokud se šťáva mírně nezredukuje.

5. Pro podávání posypeme hranolky pažitkou a dochutíme pepřem. Podávejte kuře se šťávou z vaření a bramborovými měsíčky.

COQ AU VIN ZE TŘÍ HUB S PAŽITKOVÝM PYRÉ

DOMÁCÍ PRÁCE:Doba vaření 15 minut: 1 hodina 15 minut
Výtěžek: 4 až 6 porcí

POKUD JE V NÁDOBĚ PÍSEKPO NAMOČENÍ SUCHÝCH HUB TAM ASI NĚJAKÉ BUDOU, TEKUTINU PŘECEĎTE PŘES DVOJITOU HUSTOU GÁZU, KTEROU DEJTE DO JEMNÉHO SÍTA.

1 unce sušených hříbků nebo smržů
1 šálek vroucí vody
2 až 2½ libry kuřecích stehen a stehen bez kůže
Černý pepř
2 lžíce olivového oleje
2 středně velké pórky podélně rozpůlíme, opláchneme a nakrájíme na tenké plátky
2 žampiony portobello, nakrájené na plátky
8 uncí čerstvé hlívy ústřičné, odstopkované a nakrájené na plátky, nebo čerstvé houby nakrájené na plátky
¼ šálku rajčatového protlaku bez přidané soli
1 lžička drcené sušené majoránky
½ lžičky drceného sušeného tymiánu
½ šálku suchého červeného vína
6 šálků vývaru z kuřecích kostí (viz recept) nebo kuřecí vývar bez přidané soli
2 bobkové listy
2 až 2 ½ liber rutabagas, oloupané a nakrájené na plátky
2 lžíce čerstvé pažitky nakrájené na proužky
½ lžičky černého pepře
nasekaný čerstvý tymián (volitelně)

1. Smíchejte hříbky a vroucí vodu v malé misce; necháme 15 minut odpočinout. Houby vyjměte a namáčecí tekutinu uschovejte. Nakrájejte houby. Houby a namáčecí tekutinu dejte stranou.

2. Kuře posypeme pepřem. Ve velmi velké pánvi s těsně přiléhajícím víkem rozehřejte 1 lžíci olivového oleje na středně vysokou teplotu. Kuřecí kousky opékejte ve dvou dávkách na rozpáleném oleji asi 15 minut, dokud lehce nezhnědnou, jednou otočte. Vyjměte kuře z pánve. Přidejte pórek, žampiony portobello a ústřice. za občasného míchání vařte 4 až 5 minut nebo dokud houby nezhnědnou. Přidejte rajčatový protlak, majoránku a tymián; vaříme a mícháme 1 minutu. Přidejte víno; vaříme a mícháme 1 minutu. Přidejte 3 šálky vývaru z kuřecích kostí, bobkový list, ½ šálku rezervované tekutiny na namáčení hub a rehydratované mleté houby. Vraťte kuře do pánve. Přivést k varu; snížit teplo. Přikryjeme a vaříme na mírném ohni.

3. Mezitím smíchejte rutabagas a zbývající 3 šálky vývaru ve velkém hrnci. Podle potřeby přidejte vodu, aby byly rutabagy pokryty. Přivést k varu; snížit teplo. Vařte odkryté 25 až 30 minut, nebo dokud rutabaga nezměkne, za občasného míchání. Vypusťte rutabagas, rezervujte si tekutinu. Vraťte rutabagas do pánve. Přidejte zbývající 1 lžíci olivového oleje, jarní cibulku a ½ lžičky pepře. Pomocí šťouchadla na brambory rozmačkejte směs rutabaga a podle potřeby přidejte tekutinu na vaření pro požadovanou konzistenci.

4. Odstraňte bobkový list z kuřecí směsi; zahodit. Podávejte kuře a omáčku na rozmačkaných rutabagas. V případě potřeby posypte čerstvým tymiánem.

BROSKVOVÉ BRANDY GLAZOVANÉ TYČINKY

DOMÁCÍ PRÁCE:30 minut grilování: 40 minut výtěžnost: 4 porce

TATO KUŘECÍ STEHNA JSOU PERFEKTNÍS KŘUPAVÝM SALÁTEM A PIKANTNÍMI PEČENÝMI HRANOLKY Z PIKANTNÍ TUNISKÉ VEPŘOVÉ PLEC (VIZ.RECEPT). ZDE ZOBRAZENO S KŘUPAVÝM NÁLEVEM Z KAPUSTY S ŘEDKVIČKAMI, MANGEM A MÁTOU (VIZRECEPT).

BROSKVOVÁ A BRANDY GLAZURA
- 1 lžíce olivového oleje
- ½ šálku nakrájené cibule
- 2 střední čerstvé broskve, rozpůlené, vypeckované a nakrájené
- 2 lžíce brandy
- 1 hrnek BBQ omáčky (vizrecept)
- 8 kuřecích stehen (celkem 2 až 2½ libry), v případě potřeby odstraňte kůži

1. Na polevu rozehřejte olivový olej na střední pánvi na středním plameni. Přidejte cibuli; za občasného míchání vařte asi 5 minut nebo do měkka. Přidejte broskve. Přikryjte a za občasného míchání vařte 4 až 6 minut nebo dokud broskve nezměknou. Přidejte brandy; za občasného míchání vařte 2 minuty odkryté. Necháme trochu vychladnout. Přeneste broskvovou směs do mixéru nebo kuchyňského robotu. Zakryjte a rozmixujte nebo zpracujte do hladka. Přidejte BBQ omáčku. Zakryjte a rozmixujte nebo zpracujte do hladka. Vraťte omáčku do pánve. Vařte na středně

mírném ohni, dokud se neprohřeje. Přeneste ¾ šálku omáčky do malé misky a potřete kuře. Zbývající omáčku udržujte teplou, abyste ji mohli podávat s grilovaným kuřetem.

2. U grilu na dřevěné uhlí umístěte uhlí na střední teplotu kolem pánve. Zkuste to na středním plameni nad odkapávací miskou. Kuřecí stehna položte na grilovací rošt nad pánví. Přikryjte a grilujte 40 až 50 minut nebo dokud kuře již není růžové (175 °F), v polovině otočte a podlévejte ¾ šálku brandy a broskví na posledních 5 minut. 10 minut grilování. (U plynového grilu předehřejte gril. Snižte teplotu na střední. Nastavte teplotu pro nepřímé vaření. Přidejte kuřecí stehna, aby se opékala z tepla. Přikryjte a grilujte podle pokynů).

CHILSKÉ MARINOVANÉ KUŘE S MANGEM A MELOUNOVÝM SALÁTEM

DOMÁCÍ PRÁCE: 40 minut chlazení / marinování: 2 až 4 hodiny grilování: 50 minut Výtěžnost: 6 až 8 porcí

ANCHO CHILE JE SUCHÉ POBLANO— SVĚTLÉ, TMAVĚ ZELENÉ CHILLI PAPRIČKY S INTENZIVNĚ SVĚŽÍ CHUTÍ. ANCHO CHILLI MÁ LEHCE OVOCNOU CHUŤ S NÁDECHEM ŠVESTEK NEBO ROZINEK A JEN NÁZNAKEM HOŘKOSTI. NOVÉ MEXICKÉ CHILLI PAPRIČKY MOHOU BÝT STŘEDNĚ PÁLIVÉ. JSOU TO SYTĚ ČERVENÉ CHILLI PAPRIČKY, KTERÉ V NĚKTERÝCH ČÁSTECH JIHOZÁPADU VIDÍME SVÁZANÉ DOHROMADY A ZAVĚŠENÉ V RISTRASÁCH, BAREVNÝCH ARANŽÍCH SUŠENÝCH CHILLI.

KUŘE
    2 sušené chilli papričky z Nového Mexika
    2 sušené ancho chilli papričky
    1 šálek vroucí vody
    3 lžíce olivového oleje
    1 velká sladká cibule, oloupaná a nakrájená na silné plátky
    4 bezsemenná romská rajčata
    1 lžíce mletého česneku (6 stroužků)
    2 lžičky mletého kmínu
    1 lžička drceného sušeného oregana
    16 kuřecích stehen

SALÁT
    2 šálky nakrájeného melounu
    2 šálky medovice nakrájené na kostky

2 šálky nakrájeného manga
¼ šálku čerstvé limetkové šťávy
1 lžička chilli prášku
½ lžičky mletého kmínu
¼ šálku čerstvého koriandru, nasekaného

1. U kuřete odstraňte stonky a semena ze sušených novomexických a ancho papriček. Rozpalte velkou pánev na střední teplotu. Chilli papričky smažte na pánvi 1 až 2 minuty nebo dokud nebudou voňavé a lehce opečené. Dejte opečené chilli papričky do malé misky; do misky přidejte vroucí vodu. Nechte odstát alespoň 10 minut nebo dokud nebudete připraveni k použití.

2. Předehřejte gril. Zakryjte plech na pečení hliníkovou fólií; alobal namažte 1 lžící olivového oleje. Na pánev rozložte plátky cibule a rajčat. Grilujte asi 4 palce od tepla po dobu 6 až 8 minut nebo dokud nezměknou a nezhnědnou. Papriky sceďte, vodu si nechte.

3. Na marinádu smíchejte chilli, cibuli, rajčata, česnek, kmín a oregano v mixéru nebo kuchyňském robotu. Přikryjte a rozmixujte nebo zpracujte do hladka, podle potřeby přidejte odloženou vodu na pyré do požadované konzistence.

4. Vložte kuře do velkého uzavíratelného plastového sáčku do mělké misky. Kuře v sáčku přelijte marinádou a sáček otočte, aby se rovnoměrně obalil. Marinujte v lednici 2 až 4 hodiny, občas sáček otočte.

5. Na salát smíchejte meloun, medovku, mango, limetkovou šťávu, zbývající 2 lžíce olivového oleje, chilli prášek,

kmín a koriandr ve velmi velké misce. Míchejte, aby se obalil. Přikryjte a chlaďte 1 až 4 hodiny.

6. U grilu na dřevěné uhlí umístěte uhlíky na střední teplotu kolem odkapávací pánve. Zkuste to na středním plameni na pánvi. Kuře sceďte, marinádu uschovejte. Umístěte kuře na gril přes pánev. Kuře bohatě potřete trochou odložené marinády (přebytečnou marinádu vyhoďte). Přikryjte a grilujte 50 minut nebo dokud kuře již není růžové (175 °F), v polovině grilování jednou otočte. (U plynového grilu předehřejte gril. Snižte teplotu na střední. Nastavte na nepřímé vaření. Pokračujte podle pokynů a umístěte kuře na vypnutý hořák.) Kuřecí stehna podávejte se salátem.

KUŘECÍ STEHNA NA ZPŮSOB TANDOORI S OKURKOVOU RAITOU

DOMÁCÍ PRÁCE:20 minut Marinování: 2 až 24 hodin Grilování: 25 minut Výtěžnost: 4 porce

RAITA SE VYRÁBÍ Z KEŠU OŘÍŠKŮ.SMETANA, CITRONOVÁ ŠŤÁVA, MÁTA, KORIANDR A OKURKY. POSKYTUJE OSVĚŽUJÍCÍ KONTRAPUNKT K PIKANTNÍMU, PIKANTNÍMU KUŘE.

KUŘE
- 1 cibule, nakrájená na tenké kroužky
- 1 2palcový kousek čerstvého zázvoru, oloupaný a nakrájený na čtvrtky
- 4 stroužky česneku
- 3 lžíce olivového oleje
- 2 lžíce čerstvé citronové šťávy
- 1 lžička mletého kmínu
- 1 lžička mleté kurkumy
- ½ lžičky mletého nového koření
- ½ lžičky mleté skořice
- ½ lžičky černého pepře
- ¼ lžičky kajenského pepře
- 8 kuřecích stehen

KUMARA RAITO
- 1 hrnek kešu smetany (viz_recept_)
- 1 polévková lžíce čerstvé citronové šťávy
- 1 lžíce nasekané čerstvé máty
- 1 lžíce čerstvého koriandru, nakrájeného na proužky

½ lžičky mletého kmínu
⅛ lžičky černého pepře
1 střední okurka, oloupaná, zbavená semínek a nakrájená na kostičky (1 šálek)
Plátky citronu

1. V mixéru nebo kuchyňském robotu smíchejte cibuli, zázvor, česnek, olivový olej, citronovou šťávu, kmín, kurkumu, nové koření, skořici, černý pepř a kajenský pepř. Zakryjte a rozmixujte nebo zpracujte do hladka.

2. Propíchněte každou nohu čtyřikrát nebo pětkrát špičkou kuchyňského nože. Vložte stehna do velkého uzavíratelného plastového sáčku do velké mísy. Přidejte cibulovou směs; otočte tak, aby marinovala v lednici po dobu 2 až 24 hodin, občas sáček otočte.

3. Předehřejte gril. Vyjměte kuře z marinády. Přebytečnou marinádu z hůlek otřete papírovými utěrkami. Stehna položte na mřížku nevyhřátého plechu nebo na pečicím plechu vyloženým alobalem. Grilujte 6 až 8 palců od zdroje tepla po dobu 15 minut. Otočte hůlky; pečte asi 10 minut, nebo dokud kuře již není růžové (175 °F).

4. Pro raitu smíchejte ve střední misce kešu smetanu, limetkovou šťávu, mátu, koriandr, kmín a černý pepř. Jemně přidejte okurku.

5. Kuře podávejte s raitou a měsíčky citronu.

KUŘECÍ KARI DUŠENÉ S KOŘENOVOU ZELENINOU, CHŘESTEM A ZELENÝM JABLKEM S MÁTOU

DOMÁCÍ PRÁCE:30 minut vaření: 35 minut odpočinek: 5 minut
Výtěžek: 4 porce

- 2 lžíce rafinovaného kokosového oleje nebo olivového oleje
- 2 libry vykostěných kuřecích prsou, na přání bez kůže
- 1 šálek nakrájené cibule
- 2 lžíce strouhaného čerstvého zázvoru
- 2 lžíce mletého česneku
- 2 lžíce nesoleného kari
- 2 lžíce mletého jalapeňo bez semínek (viz sklon)
- 4 šálky vývaru z kuřecích kostí (viz recept) nebo kuřecí vývar bez přidané soli
- 2 střední sladké brambory (asi 1 libra), oloupané a nakrájené na kostičky
- 2 střední ocasy (asi 6 uncí), oloupané a nakrájené na plátky
- 1 šálek rajčat bez pecek a nakrájených na kostičky
- 8 uncí chřestu, oříznutého a nakrájeného na 1-palcové kousky
- 1 plechovka 13,5 unce běžného kokosového mléka (jako je Nature's Way)
- ½ šálku čerstvého koriandru, nakrájeného na proužky
- Jablečný mátový dresink (viz recept, níže)
- Plátky citronu

1. Zahřejte olej v 6-litrové holandské troubě na středně vysokou teplotu. Kuřecí maso opékejte po dávkách na rozpáleném oleji do rovnoměrného zhnědnutí, asi 10 minut. Přeneste kuře na talíř; dát stranou.

2. Nastavte teplotu na střední. Do hrnce přidejte cibuli, zázvor, česnek, kari a jalapeňo. Vařte a míchejte 5 minut nebo dokud cibule nezměkne. Přidejte vývar z kuřecích kostí, sladké brambory, tuřín a rajčata. Kuřecí kousky vraťte do hrnce a ponořte kuře do co největšího množství tekutiny. Snižte teplotu na středně nízkou. Přikryjte a vařte 30 minut nebo dokud kuře není růžové a zelenina měkká. Přidejte chřest, kokosové mléko a koriandr. Odstraňte z tepla. Necháme 5 minut odstát. V případě potřeby odřízněte kuře od kosti a rozdělte ho rovnoměrně do servírovacích misek. Podávejte s jablečnou mátovou omáčkou a měsíčky limetky.

Jablečný dresink: V kuchyňském robotu rozemlejte ½ šálku neslazených kokosových vloček, dokud se z nich nestane prášek. Přidejte 1 šálek čerstvých listů koriandru a spařte; 1 šálek čerstvých lístků máty; 1 jablko Granny Smith, oloupané a nakrájené na plátky; 2 lžičky mletého jalapeňa bez semen (viz<u>sklon</u>); a 1 polévková lžíce čerstvé citronové šťávy. Pulsujte na jemno nasekané.

SALÁT Z GRILOVANÉHO KUŘECÍHO PAILLARDU S MALINAMI, ČERVENOU ŘEPOU A OPEČENÝMI MANDLEMI

DOMÁCÍ PRÁCE: 30 minut Pečení: 45 minut Marinování: 15 minut Grilování: 8 minut Výtěžnost: 4 porce

- ½ šálku celých mandlí
- 1½ lžičky olivového oleje
- 1 střední červená řepa
- 1 středně zlatá řepa
- 2 půlky kuřecích prsou bez kostí a kůže o objemu 6 až 8 uncí
- 2 šálky čerstvých nebo mražených malin, rozmražených
- 3 lžíce červeného nebo bílého vinného octa
- 2 lžíce čerstvého estragonu nakrájeného na proužky
- 1 polévková lžíce mleté šalotky
- 1 lžička dijonské hořčice (viz recept)
- ¼ šálku olivového oleje
- Černý pepř
- 8 šálků smíšené zeleniny

1. Pro mandle předehřejte troubu na 400° F. Rozložte mandle na malý plech a pokapejte ½ lžičky olivového oleje. Pečte asi 5 minut nebo dokud nebudou voňavé a zlaté. Nechat vychladnout. (Mandle lze pražit 2 dny předem a skladovat ve vzduchotěsné nádobě.)

2. U řepy položte každou řepu na malý kousek hliníkové fólie a pokapejte ji ½ lžičky olivového oleje. Alobal volně omotejte kolem řepy a položte ji na plech nebo tác. Pečte v troubě vyhřáté na 400 °F po dobu 40 až 50 minut nebo dokud nezměknou, když je propíchnete

nožem. Vyjměte z trouby a nechte odpočinout, dokud nevychladne dostatečně na použití. Odstraňte kůži kuchyňským nožem. Řepu nakrájíme na měsíčky a dáme stranou. (Nemíchejte řepu, aby řepa nezhnědla. Červenou řepu můžete upéct 1 den předem a vychladit. Před podáváním nechte při pokojové teplotě.)

3. U kuřete rozřízněte každé kuřecí prso vodorovně na polovinu. Umístěte každý kus kuřete mezi dva kusy plastového obalu. Pomocí paličky na maso jemně rozklepejte na asi palec tlustý. Kuře dejte do mělké misky a dejte stranou.

4. Na vinaigrette ve velké míse metličkou lehce rozmačkejte ¾ šálku malin (zbývající maliny si nechte na salát). Přidejte ocet, estragon, šalotku a dijonskou hořčici; šlehat k promíchání. Přidejte ¼ šálku olivového oleje tenkým pramínkem a dobře promíchejte. Kuře pokapejte ½ šálku vinaigrettu; otočte kuře na obal (zbylý vinaigrette si nechte na salát). Kuře necháme 15 minut marinovat při pokojové teplotě. Vyjměte kuře z marinády a posypte pepřem; vyhoďte zbývající marinádu v nádobě.

5. U grilu na dřevěné uhlí nebo plynového grilu položte kuře na přímý gril na střední teplotu. Přikryjte a grilujte 8 až 10 minut, nebo dokud kuře přestane být růžové, v polovině grilování jednou otočte. (Kuře můžete také opéct na grilovací pánvi.)

6. Ve velké míse smíchejte salát, červenou řepu a zbývající 1¼ šálku malin. Odložený vinaigrette zalijte salát; jemně promíchejte, aby se obalil. Rozdělte salát na čtyři

servírovací talíře; každý navrch dejte kouskem grilovaného kuřecího prsíčka. Opražené mandle nasekejte na velké kousky a posypte je navrch. Ihned podávejte.

KUŘECÍ PRSA PLNĚNÁ BROKOLICÍ S OMÁČKOU Z ČERSTVÝCH RAJČAT A CAESAR SALÁTEM

DOMÁCÍ PRÁCE: 40 minut Doba vaření: 25 minut Výtěžek: 6 porcí

3 lžíce olivového oleje
2 lžičky mletého česneku
¼ lžičky drcené červené papriky
1 libra brokolice raaba, oříznutá a nakrájená
½ šálku nesířených zlatých rozinek
½ šálku vody
4 vykostěné půlky kuřecích prsou bez kůže, 5 až 6 uncí
1 šálek nakrájené cibule
3 šálky nakrájených rajčat
¼ šálku nasekané čerstvé bazalky
2 lžičky červeného vinného octa
3 lžíce čerstvé citronové šťávy
2 lžíce Paleo Mayo (viz recept)
2 lžičky dijonské hořčice (viz recept)
1 lžička mletého česneku
½ lžičky černého pepře
¼ šálku olivového oleje
10 šálků nakrájeného salátu

1. Zahřejte 1 lžíci olivového oleje ve velké pánvi na středně vysokou teplotu. Přidejte česnek a drcenou červenou papriku; vařte a míchejte po dobu 30 sekund nebo dokud nezavoní. Přidejte nakrájenou brokolici, rozinky a ½ šálku vody. Přikryjte a vařte asi 8 minut nebo

dokud brokolice nezměkne. Odstraňte víko z pánve; nechte odpařit přebytečnou vodu. Odložit stranou.

2. U závitků rozřízněte každé kuřecí prso podélně napůl; každý kus umístěte mezi dva kusy plastového obalu. Plochou stranou paličky na maso kuře lehce naklepejte, dokud nebude tlusté asi ¼ palce. Na každou rolku položte asi ¼ šálku směsi brokolice raab na jeden z kratších konců; srolujte, přeložte na stranu, aby se náplň úplně uzavřela. (Rohlíky lze připravit až 1 den předem a nechat je v chladu, dokud nebudou připraveny k vaření.)

3. Zahřejte 1 lžíci olivového oleje ve velké pánvi na středně vysokou teplotu. Přidejte rohlíky tak, aby švy směřovaly dolů. Vařte asi 8 minut nebo dozlatova ze všech stran a během vaření dvakrát nebo třikrát otočte. Rohlíky přendáme na talíř.

4. Na omáčku zahřejte 1 lžíci zbývajícího olivového oleje na pánvi na středním plameni. Přidejte cibuli; vařte asi 5 minut nebo do zprůhlednění. Přidejte rajčata a bazalku. Rohlíky položíme na omáčku v pekáčku. Přiveďte k varu na středně vysokém ohni; snížit teplo. Přikryjte a vařte asi 5 minut nebo dokud se rajčata nezačnou rozpadat, ale stále drží tvar a závitky se prohřejí.

5. Na zálivku smíchejte v malé misce citronovou šťávu, paleo majonézu, dijonskou hořčici, česnek a černý pepř. Zakápněte ¼ šálku olivového oleje a šlehejte, dokud nezemulguje. Ve velké míse smícháme dresink s nakrájeným salátem. Pro podávání rozdělte římský

salát na šest servírovacích talířů. Rohlíky nakrájíme a položíme na salát; pokapeme rajčatovou omáčkou.

GRILOVANÉ KUŘECÍ SHAWARMA WRAPY S PIKANTNÍ ZELENINOU A PINIOVÝM DRESINKEM

DOMÁCÍ PRÁCE:20 minut Marinování: 30 minut Grilování: 10 minut Vyrobí: 8 zábalů (4 porce)

- 1½ libry vykostěných kuřecích prsou bez kůže, nakrájené na 2-palcové kousky
- 5 lžic olivového oleje
- 2 lžíce čerstvé citronové šťávy
- 1¾ lžičky mletého kmínu
- 1 lžička mletého česneku
- 1 lžička papriky
- ½ lžičky kari
- ½ lžičky mleté skořice
- ¼ lžičky kajenského pepře
- 1 střední cuketa, nakrájená na polovinu
- 1 malý lilek, nakrájený na ½-palcové plátky
- 1 velká žlutá paprika, rozpůlená a zbavená semínek
- 1 střední červená cibule, nakrájená na čtvrtky
- 8 cherry rajčat
- 8 velkých listů máslového salátu
- Dresink z pražených piniových oříšků (viz<u>recept</u>)
- Plátky citronu

1. Na marinádu smíchejte v malé misce 3 lžíce olivového oleje, citronovou šťávu, 1 lžičku kmínu, česnek, ½ lžičky papriky, kari, ¼ lžičky skořice a kajenský pepř. Kuřecí kousky vložte do velkého uzavíratelného plastového sáčku do mělké misky. Nalijte kuře na marinádu.

Zavřete sáček; obraťte tašku na kabát. Marinujte v lednici 30 minut, občas sáček otočte.

2. Vyjměte kuře z marinády; marinádu vyhoďte. Napíchněte kuře na čtyři dlouhé špejle.

3. Cuketu, lilek, papriku a cibuli dejte na plech. Pokapejte 2 lžícemi olivového oleje. Posypte zbývající ¾ lžičky kmínu, zbývající ½ lžičky papriky a zbývající ¼ lžičky skořice; Zeleninu lehce rozetřete. Rajčata dejte na dvě špejle.

3. U grilu na dřevěné uhlí nebo plynového grilu umístěte špízy z kuřete a rajčat a zeleninu na gril na střední teplotu. Přikryjte a grilujte, dokud kuře již není růžové a zelenina lehce připálená a křupavá, jednou otočte. Nechte 10 až 12 minut u kuřete, 8 až 10 minut u zeleniny a 4 minuty u rajčat.

4. Vyjměte kuře ze špízů. Kuře nakrájejte a cuketu, lilek a papriku nakrájejte na malé kousky. Rajčata vyjměte ze špíz (nesekejte). Kuře a zeleninu naaranžujte na talíř. Chcete-li podávat, naaranžujte část kuřete a zeleniny na list salátu; pokapeme opečenými piniovými oříšky. Podávejte s měsíčky citronu.

PEČENÁ KUŘECÍ PRSA SE ŽAMPIONY, KVĚTÁK S ČESNEKOVOU KAŠÍ A PEČENÝM CHŘESTEM

OD ZAČÁTKU DO KONCE: Výtěžnost 50 minut: 4 porce

4 půlky kuřecích prsou bez kůže o hmotnosti 10 až 12 uncí
3 šálky malých bílých hub
1 šálek na tenké plátky nakrájeného pórku nebo žluté cibule
2 šálky vývaru z kuřecích kostí (viz recept) nebo kuřecí vývar bez přidané soli
1 šálek suchého bílého vína
1 velký svazek čerstvého tymiánu
Černý pepř
bílý vinný ocet (volitelně)
1 hlávka květáku, rozdělená na růžičky
12 oloupaných stroužků česneku
2 lžíce olivového oleje
Bílý nebo kajenský pepř
1 libra chřestu, nakrájeného na plátky
2 lžičky olivového oleje

1. Předehřejte troubu na 400° F. Vložte kuřecí prsa do 3-litrové obdélníkové zapékací misky; navrch dejte houby a pórek. Kuře a zeleninu zalijte vývarem z kuřecích kostí a vínem. Navrch posypeme tymiánem a posypeme černým pepřem. Talíř zakryjte hliníkovou fólií.

2. Pečte 35 až 40 minut nebo dokud teploměr s okamžitým odečtem vložený do kuřete nezaznamená 170° F. Vyjměte a vyhoďte snítky tymiánu. Pokud chcete, před podáváním dochuťte tekutinu na dušení špetkou octa.

2. Mezitím ve velkém hrnci vařte květák a česnek v dostatečném množství vroucí vody, aby byly zakryté, asi 10 minut nebo dokud nebudou velmi měkké. Květák a česnek sceďte, ponechte si 2 polévkové lžíce tekutiny na vaření. Umístěte květák a odloženou tekutinu na vaření do kuchyňského robotu nebo velké mixovací nádoby. Zpracujte do hladka* nebo rozmačkejte šťouchadlem na brambory; přidejte 2 lžíce olivového oleje a dochuťte bílým pepřem podle chuti. Uchovávejte v teple až do podávání.

3. Na plech položte chřest v jedné vrstvě. Zakápněte 2 lžičkami olivového oleje a promíchejte. Posypte černým pepřem. Pečte v troubě vyhřáté na 400 °F asi 8 minut nebo do křupava, jednou promíchejte.

4. Rozmačkaný květák rozdělte na šest servírovacích talířů. Navrch položte kuře, houby a pórek. Zalijte trochou dušení tekutiny; podáváme s pečeným chřestem.

*Poznámka: Používáte-li kuchyňský robot, dejte pozor, abyste jej příliš nezpracovali, jinak by květák příliš ztenčil.

KUŘECÍ POLÉVKA NA THAJSKÝ ZPŮSOB

DOMÁCÍ PRÁCE: Zmrazit 30 minut: Vařit 20 minut: 50 minut
Výtěžnost: 4 až 6 porcí

TAMARIND JE HOŘKÉ A PIŽMOVÉ OVOCEPOUŽÍVÁ SE V INDICKÉ, THAJSKÉ A MEXICKÉ KUCHYNI. MNOHO KOMERČNĚ PŘIPRAVENÝCH TAMARINDOVÝCH PAST OBSAHUJE CUKR; UJISTĚTE SE, ŽE KUPUJETE TAKOVÝ, KTERÝ JEJ NEOBSAHUJE. LISTY KAFÍROVÉ LIMETKY LZE NALÉZT ČERSTVÉ, ZMRAZENÉ A SUŠENÉ NA VĚTŠINĚ ASIJSKÝCH TRHŮ. POKUD JE NEMŮŽETE NAJÍT, NAHRAĎTE LISTY V TOMTO RECEPTU 1½ LŽIČKY JEMNĚ NASTROUHANÉ LIMETKOVÉ KŮRY.

- 2 stonky citronové trávy, oříznuté
- 2 lžíce nerafinovaného kokosového oleje
- ½ šálku na tenké plátky nakrájeného huňáčka
- 3 velké stroužky česneku, nakrájené na tenké plátky
- 8 šálků vývaru z kuřecích kostí (viz recept) nebo kuřecí vývar bez přidané soli
- ¼ šálku tamarindové pasty bez přidaného cukru (jako značka Tamicon)
- 2 lžíce nori vloček
- 3 čerstvé thajské chilli papričky, nakrájené na tenké plátky s neporušenými semínky (viz sklon)
- 3 listy kafírové limetky
- 1 3palcový kousek zázvoru, nakrájený na tenké plátky
- 4 vykostěné půlky kuřecích prsou bez kůže, každá 6 uncí
- 1 14,5 uncová konzerva bez přidané soli nakrájená pečená rajčata, neodkapaná

6 uncí jemného chřestu, oříznutého a nakrájeného diagonálně na ½-palcové kousky

½ šálku balených lístků thajské bazalky (viz<u>poznámka pod čarou</u>)

1. Hřbetem nože a pevným tlakem rozklepejte stonky citronové trávy. Nabroušené stonky nasekáme nadrobno.

2. Kokosový olej rozehřejte v holandské troubě na střední teplotu. Přidejte citronovou trávu a pažitku; vaříme 8 až 10 minut za častého míchání. Přidejte česnek; vařte a míchejte 2 až 3 minuty nebo dokud nezavoní.

3. Přidejte vývar z kuřecích kostí, tamarindovou pastu, vločky nori, chilli, limetkové listy a zázvor. Přivést k varu; snížit teplo. Přikryjte a vařte na mírném ohni 40 minut.

4. Mezitím zmrazte kuře na 20 až 30 minut nebo dokud neztuhne. Kuřecí maso nakrájíme na tenké plátky.

5. Polévku sceďte přes jemné sítko do velkého hrnce a přitlačte zadní stranou velké lžíce, aby se vytáhly chutě. Pevné látky zlikvidujte. Uvařte polévku. Přidejte kuře, neloupaná rajčata, chřest a bazalku. Snižte teplo; dusíme odkryté 2 až 3 minuty nebo dokud není kuře propečené. Ihned podávejte.

LEMON SAGE GRILOVANÉ KUŘE S ESCAROLE

DOMÁCÍ PRÁCE: 15 minut pečení: 55 minut odpočinek: 5 minut
Výtěžnost: 4 porce

PLÁTKY CITRONU A LISTY ŠALVĚJE. UMÍSTĚNÝ POD KŮŽI KUŘETE DODÁVÁ MASU PŘI PEČENÍ CHUŤ A PO VYTAŽENÍ Z TROUBY VYTVÁŘÍ ATRAKTIVNÍ DESIGN POD KŘUPAVOU, NEPRŮHLEDNOU SLUPKOU.

4 půlky kuřecích prsou s kostí (s kůží)
1 citron, nakrájíme na velmi tenké plátky
4 velké listy šalvěje
2 lžičky olivového oleje
2 lžičky středomořského koření (viz recept)
½ lžičky černého pepře
2 lžíce extra panenského olivového oleje
2 šalotky, nakrájené na plátky
2 stroužky prolisovaného česneku
4 hlavičky endivie, rozkrojené podélně napůl

1. Předehřejte troubu na 400° F. Pomocí nože opatrně uvolněte kůži z každé poloviny prsou a přilepte ji na jednu stranu. Na každé prsní maso položte 2 plátky citronu a 1 list šalvěje. Jemně vytáhněte kůži zpět na místo a jemným zatlačením dolů ji zajistěte.

2. Kuře vložíme do mělkého pekáčku. Potřete kuře 2 lžičkami olivového oleje; posypeme středomořským kořením a ¼ lžičky pepře. Grilujte odkryté po dobu asi 55 minut, nebo dokud není kůže zlatavě hnědá a křupavá, a teploměr s okamžitým odečtem vloženým do

kuřecích registrů 170 ° F. Před podáváním nechte kuře 10 minut odpočinout.

3. Mezitím rozehřejte 2 lžíce olivového oleje ve velké pánvi na středním plameni. Přidejte šalotku; vařte asi 2 minuty nebo do zprůhlednění. Endivie posypte zbylou ¼ lžičky pepře. Přidejte česnek do pánve. Endivie vložte do pánve řeznou stranou dolů. Vařte asi 5 minut nebo do zhnědnutí. Opatrně otočte endivie; vařte o 2 až 3 minuty déle nebo do změknutí. Podávejte s kuřecím masem.

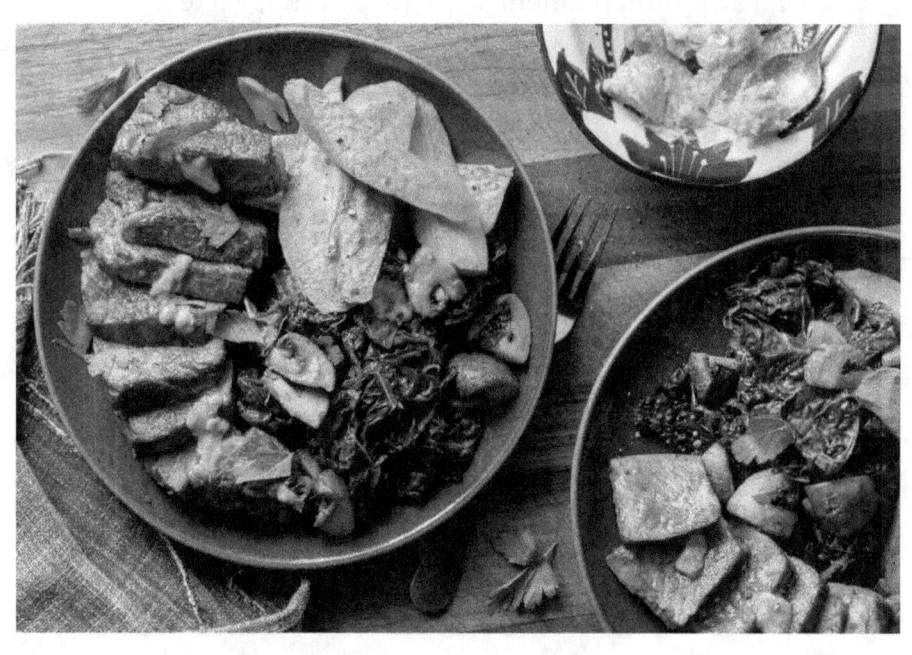

KUŘE S JARNÍ CIBULKOU, ŘEŘICHOU A ŘEDKVIČKAMI

DOMÁCÍ PRÁCE:Vařte 20 minut: Pečte 8 minut: 30 minut
Výtěžek: 4 porce

AČKOLI SE MŮŽE ZDÁT ZVLÁŠTNÍ VAŘIT ŘEDKVIČKY,TADY JSOU SOTVA UVAŘENÉ, JEN TOLIK, ABY ZJEMNILY JEJICH PIKANTNÍ SOUSTO A TROCHU ZJEMNILY.

3 lžíce olivového oleje
4 půlky kuřecích prsou o objemu 10 až 12 uncí (s kůží)
1 polévková lžíce koření s citronem (viz<u>recept</u>)
¾ šálku nakrájeného huňáčka severního
6 ředkviček, nakrájených na tenké plátky
¼ lžičky černého pepře
½ šálku suchého bílého vermutu nebo suchého bílého vína
⅓ šálku kešu krému (viz<u>recept</u>)
1 svazek řeřichy, ořízněte stonky a nasekejte
1 lžíce čerstvého kopru nakrájeného na proužky

1. Předehřejte troubu na 350 ° F. Zahřejte olivový olej ve velké pánvi na středně vysokou teplotu. Kuře osušte papírovou utěrkou. Kuře vařte kůží dolů 4 až 5 minut, nebo dokud není kůže zlatavá a křupavá. Otočte kuře; vařte asi 4 minuty nebo do zhnědnutí. Kuře vložíme kůží nahoru do mělkého pekáčku. Kuře posypte citronovým bylinkovým kořením. Pečte asi 30 minut, nebo dokud teploměr s okamžitým odečtem vložený do kuřete nezaznamená 170 °F.

2. Mezitím nalijte všechen tuk z pánve kromě 1 polévkové lžíce; Znovu zahřejte pánev. Přidejte pažitku a

ředkvičky; vařte asi 3 minuty nebo dokud cibule nezvadne. Posypte pepřem. Přidejte vermut a míchejte, aby se seškrábly všechny zhnědlé kousky. Přivést k varu; vaříme do zredukování a mírného zhoustnutí. Přidejte kešu smetanu; vařit. Odstraňte pánev z tepla; přidejte řeřichu a kopr a jemně míchejte, dokud řeřicha nezvadne. Přidejte veškerou kuřecí šťávu, která se nahromadila v pekáči.

3. Kapesantovou směs rozdělte na čtyři servírovací talíře; top s kuřecím masem.

KUŘECÍ TIKKA MASALA

DOMÁCÍ PRÁCE:30 minut Marinování: 4 až 6 hodin Vaření: 15 minut Grilování: 8 minut Výtěžnost: 4 porce

INSPIRACÍ K TOMU BYLO VELMI OBLÍBENÉ INDICKÉ JÍDLO.KTERÁ MOŽNÁ VŮBEC NEVZNIKLA V INDII, ALE V INDICKÉ RESTAURACI V BRITÁNII. TRADIČNÍ KUŘECÍ TIKKA MASALA VYŽADUJE, ABY BYLO KUŘE MARINOVÁNO V JOGURTU A POTÉ UVAŘENO V PIKANTNÍ RAJČATOVÉ OMÁČCE ZALITÉ SMETANOU. BEZ MLÉČNÝCH VÝROBKŮ, KTERÉ BY ZATEMNILY CHUŤ OMÁČKY, TATO VERZE CHUTNÁ OBZVLÁŠTĚ ČISTĚ. MÍSTO RÝŽE SE PODÁVÁ NA KŘUPAVÝCH CUKETOVÝCH NUDLÍCH.

- 1½ libry vykostěných nebo bez kůže kuřecích stehen nebo půlek kuřecích prsou
- ¾ šálku obyčejného kokosového mléka (například Nature's Way)
- 6 nasekaných stroužků česneku
- 1 lžíce strouhaného čerstvého zázvoru
- 1 lžička mletého koriandru
- 1 lžička papriky
- 1 lžička mletého kmínu
- ¼ lžičky mletého kardamomu
- 4 polévkové lžíce rafinovaného kokosového oleje
- 1 šálek nakrájené mrkve
- 1 na tenké plátky nakrájený celer
- ½ šálku nakrájené cibule
- 2 papričky jalapeño nebo serrano, zbavené semínek (volitelně) a jemně nasekané (viz sklon)

1 14,5 uncová konzerva bez přidané soli nakrájená pečená rajčata, neodkapaná
18-uncová rajčatová omáčka bez soli
1 lžička garam masala bez přidané soli
3 střední cukety
½ lžičky černého pepře
čerstvé listy koriandru

1. Pokud používáte kuřecí stehna, nakrájejte každé stehno na tři kusy. Pokud používáte poloviny kuřecích prsou, nakrájejte každou polovinu prsou na 2-palcové kousky, silné části rozřízněte vodorovně na polovinu, aby byly tenčí. Umístěte kuře do velkého uzavíratelného plastového sáčku; dát stranou. Na marinádu smíchejte v malé misce ½ šálku kokosového mléka, česnek, zázvor, koriandr, papriku, kmín a kardamom. Kuře v sáčku přelijeme marinádou. Sáček uzavřete a otočte, aby se kuře obalilo. Umístěte sáček do střední misky; marinujte v lednici 4 až 6 hodin, občas sáček otočte.

2. Předehřejte gril. Zahřejte 2 lžíce kokosového oleje ve velké pánvi na středním plameni. Přidejte mrkev, celer a cibuli; za občasného míchání vařte 6 až 8 minut nebo dokud zelenina nezměkne. Přidejte jalapeños; vaříme a mícháme další 1 minutu. Přidejte neloupaná rajčata a rajčatovou omáčku. Přivést k varu; snížit teplo. Odkryté dusíme asi 5 minut nebo dokud omáčka mírně nezhoustne.

3. Kuře sceďte a marinádu vyhoďte. Kuřecí kousky položte v jedné vrstvě na nevyhřívaný rošt. Grilujte 5 až 6 palců z tepla po dobu 8 až 10 minut, nebo dokud kuře již není růžové, v polovině vaření jednou otočte. Přidejte vařené

kuřecí kousky a zbývající ¼ šálku kokosového mléka do rajčatové směsi v pánvi. Vařte 1 až 2 minuty nebo dokud se nezahřeje. Odstraňte z tepla; přidejte garam masala.

4. Konce cukety ořízněte. Pomocí vykrajovátka na julienne nakrájejte cukety na dlouhé tenké proužky. Ve velmi velké pánvi rozehřejte zbývající 2 lžíce kokosového oleje na středně vysokou teplotu. Přidejte proužky cukety a černý pepř. Vařte a míchejte 2 až 3 minuty, nebo dokud není cuketa křupavá.

5. Pro podávání rozdělte cuketu na čtyři servírovací talíře. Navrch dejte kuřecí směs. Ozdobte lístky koriandru.

RAS EL HANOUT KUŘECÍ STEHNA

DOMÁCÍ PRÁCE: Doba vaření 20 minut: 40 minut Výtěžek: 4 porce

RAS EL HANOUT JE KOMPLEXA SMĚS EXOTICKÉHO MAROCKÉHO KOŘENÍ. FRÁZE ZNAMENÁ V ARABŠTINĚ „ŠÉF OBCHODU", COŽ ZNAMENÁ, ŽE JDE O JEDINEČNOU SMĚS TOHO NEJLEPŠÍHO KOŘENÍ, KTERÉ PRODEJCE KOŘENÍ NABÍZÍ. NEEXISTUJE ŽÁDNÝ STANOVENÝ RECEPT NA RAS EL HANOUT, ALE ČASTO OBSAHUJE SMĚS ZÁZVORU, ANÝZU, SKOŘICE, MUŠKÁTOVÉHO OŘÍŠKU, ZRNEK PEPŘE, HŘEBÍČKU, KARDAMOMU, SUŠENÝCH KVĚTIN (JAKO JE LEVANDULE A RŮŽE), OSTRUŽIN, MUŠKÁTU, GALANGALU A KURKUMY..

- 1 lžíce mletého kmínu
- 2 lžičky mletého zázvoru
- 1½ lžičky černého pepře
- 1½ lžičky mleté skořice
- 1 lžička mletého koriandru
- 1 lžička kajenského pepře
- 1 lžička mletého nového koření
- ½ lžičky mletého hřebíčku
- ¼ lžičky mletého muškátového oříšku
- 1 lžička šafránové nitě (volitelně)
- 4 lžíce nerafinovaného kokosového oleje
- 8 vykostěných kuřecích stehen
- 1 8 uncový balíček čerstvých hub, nakrájených na plátky
- 1 šálek nakrájené cibule
- 1 šálek nakrájené červené, žluté nebo zelené papriky (1 velká)

4 romská rajčata zbavená jádřince, pecky a nakrájená
4 stroužky česneku, nakrájené
2 plechovky čistého kokosového mléka o objemu 13,5 uncí (například Nature's Way)
3 až 4 polévkové lžíce čerstvé citronové šťávy
¼ šálku jemně nasekaného čerstvého koriandru

1. Na ras el hanout smíchejte kmín, zázvor, černý pepř, skořici, koriandr, kajenský pepř, nové koření, hřebíček, muškátový oříšek a případně šafrán ve střední hmoždíři nebo v malé misce. Rozdrťte v hmoždíři nebo promíchejte lžící, aby se dobře promíchalo. Odložit stranou.

2. Zahřejte 2 lžíce kokosového oleje ve velmi velké pánvi na středním ohni. Kuřecí stehna posypeme 1 lžící ras el hanout. Přidejte kuře na pánev; vařte 5 až 6 minut nebo do zhnědnutí a v polovině vaření jednou otočte. Vyjměte kuře z pánve; udržování tepla.

3. Na stejné pánvi rozehřejte na středním plameni zbylé 2 lžíce kokosového oleje. Přidejte houby, cibuli, papriku, rajčata a česnek. Vařte a míchejte asi 5 minut nebo dokud zelenina nezměkne. Přidejte kokosové mléko, limetkovou šťávu a 1 polévkovou lžíci ras el hanout. Vraťte kuře do pánve. Přivést k varu; snížit teplo. Přikryté dusíme asi 30 minut nebo dokud kuře nezměkne (175 °F).

4. Kuře, zeleninu a omáčku podávejte v miskách. Ozdobte koriandrem.

Poznámka: Zbytky Ras el Hanout skladujte v zakryté nádobě po dobu až 1 měsíce.

KUŘECÍ STEHNA MARINOVANÁ V KARAMBOLE NA DUŠENÉM ŠPENÁTU

DOMÁCÍ PRÁCE:40 minut marinování: 4 až 8 hodin vaření: 45 minut Výtěžnost: 4 porce

KUŘE V PŘÍPADĚ POTŘEBY OSUŠTE.PAPÍROVOU UTĚRKOU PO VYTAŽENÍ Z MARINÁDY PŘED OPÉKÁNÍM NA PÁNVI. JAKÁKOLI TEKUTINA, KTERÁ NA MASE ZŮSTANE, VYSTŘÍKNE DO HORKÉHO OLEJE.

- 8 vykostěných kuřecích stehen (1½ až 2 libry), bez kůže
- ¾ šálku bílého nebo jablečného octa
- ¾ šálku čerstvé pomerančové šťávy
- ½ šálku vody
- ¼ šálku nakrájené cibule
- ¼ šálku čerstvého koriandru, nasekaného
- 4 stroužky česneku, nakrájené
- ½ lžičky černého pepře
- 1 lžíce olivového oleje
- 1 karambola (karambola), nakrájená na plátky
- 1 hrnek vývaru z kuřecích kostí (viz recept) nebo kuřecí vývar bez přidané soli
- 2 9-uncové balíčky čerstvých špenátových listů
- čerstvé lístky koriandru (volitelně)

1. Vložte kuře do nerezového nebo smaltovaného hrnce; dát stranou. Ve střední misce smíchejte ocet, pomerančový džus, vodu, cibuli, ¼ šálku nasekaného koriandru, česnek a pepř; nalít na kuře. Zakryjte a marinujte v lednici 4 až 8 hodin.

2. Kuřecí směs přiveďte k varu na pánvi na středně vysokém ohni; snížit teplo. Přikryjte a vařte 35 až 40 minut, nebo dokud kuře již není růžové (175 °F).

3. Ve velmi velké pánvi rozehřejte olej na středně vysokou teplotu. Pomocí kleští vyjměte kuře z holandské trouby a jemně protřepejte, aby tekutina na vaření vytekla; uschovejte tekutinu na vaření. Kuře opečeme ze všech stran za častého otáčení, aby se opeklo rovnoměrně.

4. Mezitím sceďte varnou tekutinu na omáčku; Vraťte se do holandské trouby. Dáme vařit. Vaříme asi 4 minuty, aby se zredukovalo a mírně zhoustlo; přidat karambolu; vaříme ještě 1 minutu. Vraťte kuře do omáčky v holandské troubě. Odstraňte z tepla; přikryjte, abyste zůstali v teple.

5. Vyčistěte pánev. Do pánve nalijte vývar z kuřecích kostí. Přiveďte k varu na středně vysokém ohni; přidáme špenát. Snižte teplo; za stálého míchání vařte 1 až 2 minuty, nebo dokud špenát nezměkne. Pomocí děrované lžíce přendejte špenát na servírovací talíř. Navrch dejte kuře a omáčkou. Pokud chcete, posypte listy koriandru.

KUŘECÍ A POBLANO KAPUSTOVÉ TACOS S MAJONÉZOU CHIPOTLE

DOMACI PRACE:Pečeme 25 minut: 40 minut Výtěžnost: 4 porce

PODAVEJTE TYTO CHAOTICKE, ALE CHUTNE TACOSVIDLICKOU ZACHYTTE NADIVKU, KTERA SPADNE Z LISTU ZELI, KDYZ HO JITE.

1 lžíce olivového oleje
2 papriky poblano, bez pecek (volitelné) a mleté (viz sklon)
½ šálku nakrájené cibule
3 stroužky česneku
1 lžíce chilli bez soli
2 lžičky mletého kmínu
½ lžičky černého pepře
18-uncová rajčatová omáčka bez soli
¾ šálku vývaru z kuřecích kostí (viz recept) nebo kuřecí vývar bez přidané soli
1 lžička sušeného mexického oregana, drceného
1 až 1½ libry vykostěných kuřecích stehen bez kůže
10 až 12 středních až velkých listů kapusty
Chipotle Paleo Mayo (viz recept)

1. Předehřejte troubu na 350 ° F. Rozpalte olej ve velké pánvi odolné vůči troubě na středně vysokou teplotu. Přidejte poblano pepř, cibuli a česnek; vaříme a mícháme 2 minuty. Přidejte chilli prášek, kmín a černý pepř; vařte a míchejte ještě 1 minutu (v případě potřeby snižte teplotu, aby se koření nepřipálilo).

2. Do pánve přidejte rajčatovou omáčku, vývar z kuřecích kostí a oregano. Dáme vařit. Kuřecí stehna opatrně vložíme do rajčatové směsi. Přikryjte pánev poklicí. Pečte asi 40 minut nebo dokud kuře nezměkne (175 °F), v polovině otočte.

3. Vyjměte kuře z pánve; trochu vychladnout. Pomocí dvou vidliček nakrájejte kuře na malé kousky. Přidejte nakrájené kuře do rajčatové směsi v pánvi.

4. Při podávání nalijte kuřecí směs na kapustové listy; top s Chipotle Paleo Mayo.

KUŘECÍ GULÁŠ S BABY KAROTKOU A BOK CHOY

DOMÁCÍ PRÁCE: Vařte 15 minut: 24 minut odpočinek: 2 minuty
Výtěžek: 4 porce

BABY BOK CHOY JE VELMI JEMNÝ A BĚHEM OKAMŽIKU MŮŽETE UVAŘIT PŘÍLIŠ MNOHO. ABY ZŮSTAL KŘUPAVÝ A ČERSTVÝ A NEBYL ROZMOČENÝ NEBO ROZMOČENÝ, NEZAPOMEŇTE HO PŘED PODÁVÁNÍM GULÁŠ DUSIT V ZAKRYTÉM HORKÉM HRNCI (MIMO OHEŇ) PO DOBU NE DÉLE NEŽ 2 MINUTY.

- 2 lžíce olivového oleje
- 1 pórek, nakrájený na plátky (bílá a světle zelená část)
- 4 šálky vývaru z kuřecích kostí (viz recept) nebo kuřecí vývar bez přidané soli
- 1 šálek suchého bílého vína
- 1 lžíce dijonské hořčice (viz recept)
- ½ lžičky černého pepře
- 1 snítka čerstvého tymiánu
- 1¼ libry vykostěných kuřecích stehen bez kůže, nakrájené na 1-palcové kousky
- 8 uncí baby mrkve s vršky, oloupané, oříznuté a nakrájené podélně na polovinu, nebo 2 střední mrkve, nakrájené diagonálně
- 2 lžičky jemně nastrouhané citronové kůry (rezerva)
- 1 polévková lžíce čerstvé citronové šťávy
- 2 hlavy baby bok choy
- ½ lžičky čerstvého tymiánu, nastrouhaného

1. Zahřejte 1 lžíci olivového oleje ve velké pánvi na středním plameni. Pórek vařte na rozpáleném oleji 3 až 4 minuty

nebo do změknutí. Přidejte vývar z kuřecích kostí, víno, dijonskou hořčici, ¼ lžičky pepře a snítku tymiánu. Přivést k varu; snížit teplo. Vařte 10 až 12 minut nebo dokud se tekutina nezredukuje asi o třetinu. Snítku tymiánu vyhoďte.

2. Mezitím rozehřejte zbývající 1 lžíci olivového oleje v holandské troubě na středně vysokou teplotu. Posypte kuře zbývající ¼ lžičky pepře. Vařte na rozpáleném oleji asi 3 minuty nebo do zlatova za občasného míchání. V případě potřeby slijte tuk. Opatrně přidejte zredukovaný vývar do hrnce a seškrábejte všechny hnědé kousky; přidat mrkev. Přivést k varu; snížit teplo. Vařte odkryté 8 až 10 minut nebo dokud mrkev nezměkne. Přidejte citronovou šťávu. Rozřízněte bok choy podélně na polovinu. (Pokud jsou hlavy bok choy velké, nakrájejte je na čtvrtiny.) Umístěte bok choy na kuře v hrnci. Zakryjte a odstraňte z tepla; nechte 2 minuty stát.

3. Dušené maso podáváme v mělkých miskách. Posypeme citronovou kůrou a lístky tymiánu.

KUŘECÍ RESTOVÁNÍ S KEŠU, POMERANČEM A SLADKOU PAPRIKOU NA HLÁVKOVÉM SALÁTU

OD ZAČÁTKU DO KONCE: 45 minut znamená: 4 až 6 jídel

NAJDETE DVA TYPYKOKOSOVÝ OLEJ NA PULTECH, RAFINOVANÝ A EXTRA PANENSKÝ NEBO NERAFINOVANÝ. JAK NÁZEV NAPOVÍDÁ, EXTRA PANENSKÝ KOKOSOVÝ OLEJ POCHÁZÍ Z PRVNÍHO LISOVÁNÍ ČERSTVÝCH, SYROVÝCH KOKOSŮ. VAŘENÍ NA STŘEDNÍ NEBO STŘEDNĚ VYSOKÉ TEPLOTĚ JE VŽDY NEJLEPŠÍ VOLBOU. RAFINOVANÝ KOKOSOVÝ OLEJ MÁ VYŠŠÍ KOUŘOVÝ BOD, PROTO JEJ POUŽÍVEJTE POUZE PŘI VAŘENÍ NA VYSOKÉ TEPLOTĚ.

- 1 polévková lžíce rafinovaného kokosového oleje
- 1½ až 2 libry vykostěných kuřecích stehen bez kůže, nakrájené na tenké proužky velikosti sousta
- 3 červené, oranžové a/nebo žluté papriky, odstopkované, se semínky a nakrájené na tenké plátky na proužky
- 1 červená cibule, rozpůlená podélně a nakrájená na tenké plátky
- 1 lžička jemně nastrouhané pomerančové kůry (rezerva)
- ½ šálku čerstvé pomerančové šťávy
- 1 polévková lžíce mletého čerstvého zázvoru
- 3 stroužky česneku
- 1 šálek syrových nesolených kešu oříšků, opečených a nahrubo nasekaných (viz sklon)
- ½ šálku nakrájené zelené cibule (4)
- 8 až 10 listů másla nebo salátu

1. Zahřejte kokosový olej ve woku nebo velké pánvi na vysokou teplotu. Přidejte kuře; vaříme a mícháme 2

minuty. Přidejte papriku a cibuli; vařte a míchejte 2 až 3 minuty nebo dokud zelenina nezačne měknout. Vyjměte kuře a zeleninu z woku; udržování tepla.

2. Vyčistěte wok papírovou utěrkou. Přidejte pomerančovou šťávu do woku. Vařte asi 3 minuty nebo dokud se šťáva nevyvaří a mírně zredukujte. Přidejte zázvor a česnek. Vařte a míchejte 1 minutu. Vraťte směs kuřete a papriky do woku. Přidejte pomerančovou kůru, kešu a jarní cibulku. Podáváme smažené na listech salátu.

VIETNAMSKÉ KUŘE S KOKOSEM A CITRONOVOU TRÁVOU

OD ZAČÁTKU DO KONCE:Výtěžnost 30 minut: 4 porce

TOTO RYCHLÉ KOKOSOVÉ KARI MŮŽE BÝT NA STOLE DO 30 MINUT OD OKAMŽIKU, KDY ZAČNE KOUSAT, COŽ Z NĚJ DĚLÁ PERFEKTNÍ JÍDLO PRO RUŠNÝ TÝDEN.

1 polévková lžíce nerafinovaného kokosového oleje

4 stonky citronové trávy (pouze světlé části)

1 3,2 uncový balíček hlívy ústřičné, nakrájené na plátky

1 velká cibule, nakrájená na tenké kroužky, rozpůlená

1 čerstvé jalapeňo, zbavené semínek a nakrájené nadrobno (vizsklon)

2 lžíce mletého čerstvého zázvoru

3 stroužky česneku

1½ libry vykostěných kuřecích stehen bez kůže, nakrájené na tenké plátky a nakrájené na malé kousky

½ šálku obyčejného kokosového mléka (například Nature's Way)

½ šálku vývaru z kuřecích kostí (vizrecept) nebo kuřecí vývar bez přidané soli

1 lžíce nesoleného červeného kari

½ lžičky černého pepře

½ šálku nasekaných lístků čerstvé bazalky

2 lžíce čerstvé limetkové šťávy

Neslazený strouhaný kokos (volitelně)

1. Zahřejte kokosový olej ve velké pánvi na středním plameni. Přidejte citronovou trávu; vaříme a mícháme 1 minutu. Přidejte houby, cibuli, jalapeňo, zázvor a česnek; vařte a míchejte 2 minuty nebo dokud cibule

nezměkne. Přidejte kuře; vařte asi 3 minuty nebo dokud není kuře propečené.

2. V malé misce smíchejte kokosové mléko, vývar z kuřecích kostí, kari a černý pepř. Přidejte kuřecí směs na pánev; vařte 1 minutu nebo dokud tekutina mírně nezhoustne. Odstraňte z tepla; přidáme čerstvou bazalku a limetkovou šťávu. Pokud chcete, posypte porce kokosem.

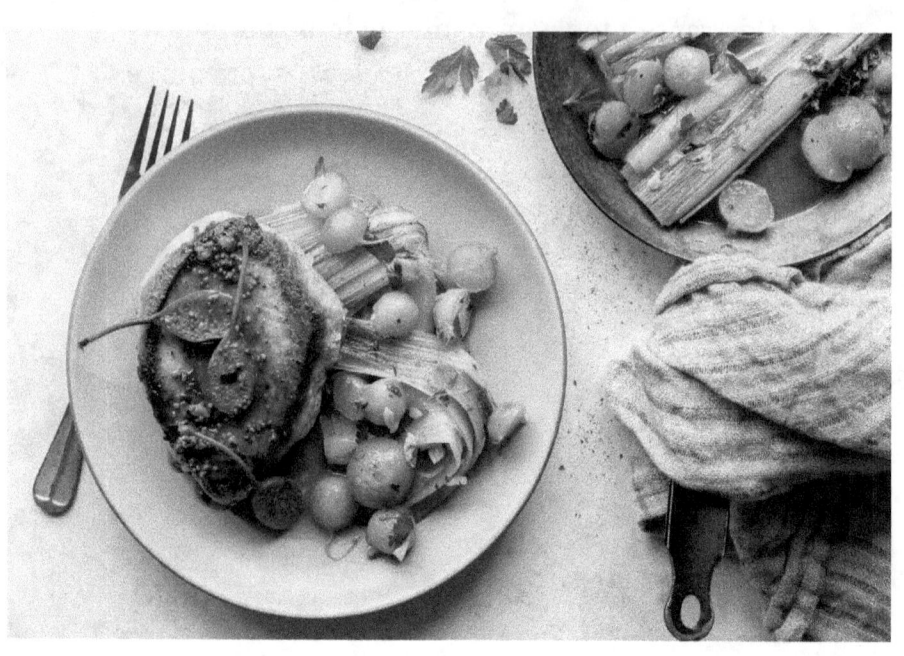

SALÁT Z GRILOVANÉHO KUŘECÍHO MASA A JABLEK

DOMÁCÍ PRÁCE:30 minut grilování: 12 minut výtěžnost: 4 porce

POKUD MÁTE RÁDI SLADŠÍ JABLKOJÍT S HONEYCRISP. POKUD MÁTE RÁDI JABLEČNÝ KOLÁČ, POUŽIJTE GRANNY SMITH NEBO PRO VYVÁŽENÍ VYZKOUŠEJTE MIX OBOU ODRŮD.

3 středně velká Honeycrisp nebo Granny Smith jablka
4 lžičky extra panenského olivového oleje
½ šálku jemně nakrájené šalotky
2 lžíce nasekané čerstvé petrželky
1 lžíce koření na drůbež
3 až 4 hlávky endivie, rozčtvrcené
1 libra mletých kuřecích nebo krůtích prsou
⅓ šálku nasekaných pražených lískových ořechů*
⅓ šálku klasického francouzského vinaigrette (viz<u>recept</u>)

1. Jablka rozkrojte napůl a odstraňte jádřinec. 1 jablko oloupeme a nakrájíme nadrobno. Zahřejte 1 lžičku olivového oleje na střední pánvi na středním ohni. Přidejte nakrájené jablko a šalotku; vaříme do měkka. Přidejte petržel a koření na drůbež. Nechat vychladnout.

2. Mezitím zbylá 2 jablka zbavte jádřinců a nakrájejte je na kolečka. Odříznuté strany plátků jablek a escarole potřete zbylým olivovým olejem. Ve velké míse smíchejte kuřecí maso a vychladlou jablkovou směs. Rozdělit na osm částí; vytvarujte každou část do 2 palcové placičky.

3. U grilu na dřevěné uhlí nebo plynového grilu položte kuřecí placičky a plátky jablek na přímý gril na střední teplotu. Zakryjte a grilujte 10 minut, v polovině grilu jednou otočte. Přidejte endivie řeznou stranou dolů. Přikryjte a opékejte 2 až 4 minuty nebo dokud endivie lehce nezuhelnatí, jablka nezměknou a kuřecí placičky propečené (165 °F).

4. Nakrájejte escarole na velké kousky. Endivie rozdělte na čtyři servírovací talíře. Navrch položte kuřecí placičky, plátky jablek a lískové ořechy. Pokapejte klasickým francouzským vinaigrettem.

*Tip: Chcete-li upéct lískové ořechy, předehřejte troubu na 350° F. Uspořádejte ořechy v jedné vrstvě do mělké zapékací mísy. Pečte 8 až 10 minut nebo dokud lehce nezhnědnou, pro rovnoměrné propečení jednou promíchejte. Ořechy mírně ochlaďte. Teplé vlašské ořechy položte na čistou kuchyňskou utěrku; otřete ručníkem, abyste odstranili uvolněnou kůži.

TOSKÁNSKÁ KUŘECÍ POLÉVKA S PROUŽKY KAPUSTY

DOMÁCÍ PRÁCE:Doba vaření: 15 minut: 20 minut Výtěžnost: 4 až 6 porcí

LŽÍCI PESTA— VÁŠ VÝBĚR BAZALKY NEBO RUKOLY — DODÁVÁ TÉTO PIKANTNÍ POLÉVCE OCHUCENÉ KOŘENÍM NA DRŮBEŽ BEZ SOLI PUNC CHUTI. ABY ZELÍ ZŮSTALO JASNĚ ZELENÉ A CO NEJBOHATŠÍ NA ŽIVINY, VAŘTE HO JEN TAK DLOUHO, ABY ZAVADLO.

- 1 libra mletého kuřete
- 2 lžíce koření na drůbež bez přidané soli
- 1 lžička jemně nastrouhané citronové kůry
- 1 lžíce olivového oleje
- 1 šálek nakrájené cibule
- ½ šálku nakrájené mrkve
- 1 šálek nakrájeného celeru
- 4 stroužky česneku, nakrájené na plátky
- 4 šálky vývaru z kuřecích kostí (viz recept) nebo kuřecí vývar bez přidané soli
- 1 14,5 unce pečené rajče bez přidané soli, neodkapané
- 1 svazek lacinato (toskánského) kapusty, stonky zbavené, nakrájené
- 2 lžíce čerstvé citronové šťávy
- 1 lžička čerstvého tymiánu, nakrájeného na proužky
- Bazalkové nebo rukolové pesto (viz recepty)

1. Ve střední misce smíchejte mleté kuře, koření na drůbež a citronovou kůru. Dobře promíchejte.

2. Olivový olej rozehřejte v holandské troubě na střední teplotu. Přidejte kuřecí směs, cibuli, mrkev a celer; vařte 5 až 8 minut nebo dokud kuře již není růžové, promíchejte vařečkou, aby se maso rozbilo, a během poslední minuty vaření přidejte stroužky česneku. Přidejte vývar z kuřecích kostí a rajčata. Přivést k varu; snížit teplo. Přikryjte a vařte na mírném ohni 15 minut. Přidejte kapustu, citronovou šťávu a tymián. Odkryté dusíme asi 5 minut nebo dokud kapusta nezměkne.

3. Pro podávání nalijte polévku do misek a navrch dejte bazalkové nebo rukolové pesto.

KUŘECÍ LARB

DOMÁCÍ PRÁCE: Vaření 15 minut: Chlazení 8 minut: 20 minut
Výtěžek: 4 porce

TATO VERZE OBLÍBENÉHO THAJSKÉHO JÍDLA SILNĚ OCHUCENÉHO MLETÉHO KUŘECÍHO MASA A ZELENINY PODÁVANÉ NA LISTECH SALÁTU JE NEUVĚŘITELNĚ LEHKÉ A CHUTNÉ, BEZ PŘIDANÉHO CUKRU, SOLI A RYBÍ OMÁČKY (KTERÁ MÁ VELMI VYSOKÝ OBSAH SODÍKU), KTERÉ JSOU TRADIČNĚ SOUČÁSTÍ SEZNAMU PŘÍSAD. CHYBU NEUDĚLÁTE S ČESNEKEM, THAJSKÝMI CHILLI, CITRONOVOU TRÁVOU, LIMETKOVOU KŮROU, LIMETKOVOU ŠŤÁVOU, MÁTOU A KORIANDREM.

- 1 polévková lžíce rafinovaného kokosového oleje
- 2 libry mletého kuřete (95 % libových nebo mletých prsou)
- 8 uncí hub, jemně nakrájených
- 1 šálek jemně nakrájené červené cibule
- 1 až 2 thajské chilli papričky zbavené semínek a nakrájené nadrobno (viz sklon)
- 2 lžíce mletého česneku
- 2 lžíce jemně nasekané citronové trávy*
- ¼ lžičky mletého hřebíčku
- ¼ lžičky černého pepře
- 1 lžíce jemně nastrouhané limetkové kůry
- ½ šálku čerstvé limetkové šťávy
- ⅓ šálku pevně zabalených čerstvých lístků máty, nasekaných
- ⅓ šálku jemně baleného čerstvého koriandru, nasekaného
- 1 hlávka ledového salátu nakrájená na listy

1. Zahřejte kokosový olej ve velké pánvi na středně vysokou teplotu. Přidejte mleté kuře, houby, cibuli, chilli, česnek, citronovou trávu, hřebíček a černý pepř. Vařte 8 až 10 minut, nebo dokud není kuře propečené, a míchejte vařečkou, aby se maso během pečení rozlomilo. V případě potřeby vypusťte. Přesuňte kuřecí směs do velmi velké mísy. Za občasného míchání nechte asi 20 minut vychladnout nebo dokud nebude mírně teplejší než pokojová teplota.

2. Ke kuřecí směsi přidejte kůru z limetky, limetkovou šťávu, mátu a koriandr. Podávejte na listech salátu.

*Tip: K výrobě citronové trávy budete potřebovat ostrý nůž. Odřízněte dřevnatý stonek ze spodní části stonku a tvrdé zelené listy z horní části rostliny. Odloupněte dvě tvrdé vnější vrstvy. Měli byste mít kousek citronové trávy asi 6 palců dlouhý a světle žluté barvy. Přeřízněte stonek vodorovně na polovinu a poté každou polovinu znovu napůl. Každou čtvrtinu stonku nakrájíme na velmi tenké plátky.

KUŘECÍ BURGERY S KEŠU OMÁČKOU SZECHWAN

DOMÁCÍ PRÁCE: Vaření 30 minut: 5 minut Grilování: 14 minut
Výtěžnost: 4 porce

CHILLI OLEJ ZÍSKANÝ ZAHŘÁTÍM OLIVOVÝ OLEJ S DRCENOU ČERVENOU PAPRIKOU LZE POUŽÍT I JINAK. POUŽIJTE JEJ K ORESTOVÁNÍ ČERSTVÉ ZELENINY NEBO JI PŘED GRILOVÁNÍM POKAPEJTE TROCHOU CHILLI OLEJE.

2 lžíce olivového oleje
¼ lžičky drcené červené papriky
2 šálky syrových, opečených kešu ořechů (viz sklon)
¼ šálku olivového oleje
½ šálku nastrouhané cukety
¼ šálku jemně nasekané pažitky
2 stroužky prolisovaného česneku
2 lžičky jemně nastrouhané citronové kůry
2 lžičky strouhaného čerstvého zázvoru
1 libra mletých kuřecích nebo krůtích prsou

KEŠU OMÁČKA SEČUÁNSKÁ
1 lžíce olivového oleje
2 lžíce nadrobno nasekané pažitky
1 lžíce strouhaného čerstvého zázvoru
1 čajová lžička čínského prášku z pěti koření
1 lžička čerstvé citronové šťávy
4 listy zeleného nebo máslového salátu

1. Na chilli olej smíchejte na malé pánvi olivový olej a drcenou červenou papriku. Zahřívejte na mírném ohni 5 minut. Odstraňte z tepla; ochladit.

2. Pro kešu máslo vložte kešu oříšky a 1 lžíci olivového oleje do mixéru. Přikryjte a míchejte, dokud nebude krémová, zastavte, abyste podle potřeby seškrábali boky a přidávejte další olivový olej, 1 polévkovou lžíci najednou, dokud nespotřebujete všech ¼ šálku a máslo nebude velmi hladké; dát stranou.

3. Ve velké míse smíchejte cuketu, jarní cibulku, česnek, citronovou kůru a 2 lžičky zázvoru. Přidejte mleté kuře; dobře promíchejte. Z kuřecí směsi vytvarujte čtyři ½palcové placičky.

4. U grilu na dřevěné uhlí nebo plynového grilu položte placičky přímo na naolejovaný gril na mírném ohni. Přikryjte a grilujte 14 až 16 minut nebo dokud nebude hotový (165 °F), v polovině grilu jednou otočte.

5. Mezitím na omáčku rozehřejte v malé pánvi na středním plameni olivový olej. Přidejte pažitku a 1 polévkovou lžíci zázvoru; vařte na středně mírném ohni 2 minuty nebo dokud cibule nezměkne. Přidejte ½ šálku kešu másla (zbylé kešu máslo chlaďte až 1 týden), chilli olej, citronovou šťávu a prášek z pěti koření. Vařte další 2 minuty. Odstraňte z tepla.

6. Empanády podávejte na listech salátu. Zalijeme omáčkou.

TURECKÉ KUŘECÍ ZÁBALY

DOMÁCÍ PRÁCE: 25 minut doba odpočinku: 15 minut doba vaření: 8 minut Výtěžnost: 4 až 6 porcí

„BAHARAT" V ARABŠTINĚ JEDNODUŠE ZNAMENÁ „KOŘENÍ". UNIVERZÁLNÍ KOŘENÍ V KUCHYNI STŘEDNÍHO VÝCHODU, ČASTO SE POUŽÍVÁ JAKO DIP K RYBÁM, DRŮBEŽI A MASU NEBO SE SMÍCHÁ S OLIVOVÝM OLEJEM A POUŽÍVÁ SE JAKO MARINÁDA NA ZELENINU. DÍKY KOMBINACI SLADKÉHO A TEPLÉHO KOŘENÍ, JAKO JE SKOŘICE, KMÍN, KORIANDR, HŘEBÍČEK A PAPRIKA, JE OBZVLÁŠTĚ AROMATICKÝ. PŘÍDAVEK SUŠENÉ MÁTY JE TURECKÝ NÁDECH.

- ⅓ šálku nesířených sušených meruněk, nakrájených
- ⅓ šálku nakrájených sušených fíků
- 1 polévková lžíce nerafinovaného kokosového oleje
- 1½ libry mletých kuřecích prsou
- 3 šálky nakrájeného pórku (pouze bílé a světle zelené části) (3)
- ⅔ středně zelené a/nebo červené papriky, nakrájené na tenké plátky
- 2 lžíce koření Baharat (viz recept, níže)
- 2 stroužky prolisovaného česneku
- 1 šálek nakrájených rajčat bez pecek (2 střední)
- 1 šálek nakrájené okurky bez semínek (polovina střední velikosti)
- ½ šálku nesolených pistácií, vyloupaných a nakrájených, opečených (viz sklon)
- ¼ šálku nasekané čerstvé máty
- ¼ šálku nasekané čerstvé petrželky

8 až 12 velkých listů salátu nebo Bibb salátu

1. Vložte meruňky a fíky do malé misky. Přidejte ⅔ šálku vroucí vody; necháme 15 minut odpočinout. Sceďte, ponechte si ½ šálku tekutiny.

2. Mezitím rozehřejte kokosový olej na velmi velké pánvi na středním plameni. Přidejte mleté kuře; vařte 3 minuty a míchejte dřevěnou lžící, aby se maso během vaření rozlomilo. Přidejte pórek, papriku, koření Baharat a česnek; vaříme a mícháme asi 3 minuty nebo dokud není kuře propečené a paprika měkká. Přidejte meruňky, fíky, odloženou tekutinu, rajčata a okurku. Vařte a míchejte asi 2 minuty, nebo dokud se rajčata a okurky nezačnou rozpadat. Přidejte pistácie, mátu a petržel.

3. Kuře a zeleninu podávejte na listech salátu.

Koření Baharat: V malé misce smíchejte 2 lžíce sladké papriky; 1 polévková lžíce černého pepře; 2 lžičky sušené máty, jemně drcené; 2 lžičky mletého kmínu; 2 lžičky mletého koriandru; 2 lžičky mleté skořice; 2 čajové lžičky mletého hřebíčku; 1 lžička mletého muškátového oříšku; a 1 lžičku mletého kardamomu. Skladujte v těsně uzavřené nádobě při pokojové teplotě. Vyrobí asi ½ šálku.

CORNISH ŠPANĚLSKÉ SLEPICE

DOMÁCÍ PRÁCE:10minutové pečení: 30minutové pečení: 6 minut Výtěžnost: 2-3 porce

TENTO RECEPT NEMŮŽE BÝT JEDNODUŠŠÍ„A VÝSLEDKY JSOU NAPROSTO OHROMUJÍCÍ. VELKORYSÉ MNOŽSTVÍ UZENÉ PAPRIKY, ČESNEKU A CITRONU DÁVÁ TĚMTO MALÝM PTÁKŮM SKVĚLOU CHUŤ.

2 1½-libra cornwallských slepic, rozmražené, pokud jsou zmrazené
1 lžíce olivového oleje
6 nasekaných stroužků česneku
2 až 3 lžíce sladké uzené papriky
¼ až ½ lžičky kajenského pepře (volitelné)
2 citrony, nakrájené na čtvrtky
2 lžíce strouhané čerstvé petrželky (volitelně)

1. Předehřejte troubu na 375°F. Divoké slepice rozčtvrtíte po obou stranách úzké páteře kuchyňskými nůžkami nebo ostrým nožem. Ptáčka otevřete a kuře přes hrudní kost rozřízněte napůl. Odstraňte zadní část tak, že odříznete kůži a maso a oddělíte stehna od prsou. Udržuje sukni a poprsí neporušené. Kusy cornwallského kuřete potřete olivovým olejem. Posypeme mletým česnekem.

2. Kuřecí kousky vložte kůží nahoru do extra velké pánve vhodné do trouby. Posypeme uzenou paprikou a cayenne. Na kuřata vymačkejte čtvrtky citronu; přidejte čtvrtky citronu do pánve. Kuřecí kousky vložte do

pánve kůží dolů. Přikryjeme a pečeme 30 minut. Vyjměte pánev z trouby.

3. Předehřejte gril. Otočte kousky pomocí kleští. Nastavte rošt trouby. Grilujte 4 až 5 palců z tepla po dobu 6 až 8 minut, dokud kůže nezhnědne a kuře není hotové (175 °F). Pokapejte šťávou z pánve. Podle potřeby posypte petrželkou.

KACHNÍ PRSA S GRANÁTOVÝM JABLKEM A SALÁTEM JÍCAMA

DOMÁCÍ PRÁCE: 15 minut Doba vaření: 15 minut Výtěžnost: 4 porce

VYŘÍZNĚTE DIAMANTOVÝ VZORTUK V KACHNÍCH PRSOU UMOŽŇUJE ODKAPÁVÁNÍ TUKU, ZATÍMCO SE GARAM MASALA OCHUCENÁ PRSA PEČOU. SMÍCHEJTE TUK S JICAMOU, SEMÍNKY GRANÁTOVÉHO JABLKA, POMERANČOVÝM DŽUSEM A HOVĚZÍM VÝVAREM A SMÍCHEJTE S OCHUCENOU ZELENINOU, ABY TROCHU ZAVADLA.

4 vykostěná prsa pižmové kachny (celkem asi 1½ až 2 libry)

1 lžíce garam masala

1 polévková lžíce nerafinovaného kokosového oleje

2 šálky jicamy, oloupané a nakrájené na kostičky

½ šálku semínek granátového jablka

¼ šálku čerstvé pomerančové šťávy

¼ šálku vývaru z hovězích kostí (viz recept) nebo hovězí vývar bez přidané soli

3 šálky řeřichy, stonky odstraněny

3 šálky natrhaného frisée a/nebo na tenké plátky nakrájené belgické endivie

1. Ostrým nožem udělejte do tuku kachních prsou mělké diamantové řezy v 1-palcových intervalech. Obě strany půlek prsou posypte garam masalou. Rozpalte velmi velkou pánev na střední teplotu. Na rozpálené pánvi rozpusťte kokosový olej. Vložte půlky prsou kůží dolů do pánve. Vařte 8 minut kůží dolů, dávejte pozor, aby nezhnědly příliš rychle (v případě potřeby snižte teplotu). Otočte kachní prsa; vařte dalších 5 až 6 minut

nebo dokud teploměr s okamžitým odečtem vložený do půlek prsou nezaznamená 145 °F pro médium. Odstraňte půlky prsou, tuk ponechte v pánvi; Zakryjte hliníkovou fólií, aby zůstala teplá.

2. Na zálivku přidejte jicama do tuku v pánvi; vaříme a mícháme 2 minuty na mírném ohni. Do pánve přidejte semínka z granátového jablka, pomerančový džus a vývar z hovězích kostí. Přivést k varu; okamžitě odstranit z tepla.

3. Na salát smíchejte ve velké míse řeřichu a frisée. Zeleninu přelijte horkou zálivkou; hodit na kabát.

4. Salát rozdělte na čtyři talíře. Kachní prsa nakrájíme na tenké plátky a vložíme do salátů.

www.ingramcontent.com/pod-product-compliance
Lightning Source LLC
Chambersburg PA
CBHW070411120526
44590CB00014B/1352